Learning Cardiac Magnetic Resonance

A Case-Based Guide

心脏磁共振
临床应用教程及病例解析

原著　[意] Massimo Imazio　　　　[意] Monica Andriani
　　　[意] Luisa Lobetti Bodoni　　[意] Fiorenzo Gaita
主审　金征宇
主译　周　晖　廖伟华　柏勇平

中国原子能出版社
·北京·

中国科学技术出版社
·北京·

图书在版编目（CIP）数据

心脏磁共振：临床应用教程及病例解析 /（意）马西莫·伊马齐奥 (Massimo Imazio)，（意）莫妮卡·安德里亚尼 (Monica Andriani) 等原著；周晖，廖伟华，柏勇平主译 . — 北京：中国原子能出版社：中国科学技术出版社，2023.8

书名原文：Learning Cardiac Magnetic Resonance: A Case-Based Guide

ISBN 978-7-5221-2762-0

Ⅰ.①心… Ⅱ.①马… ②莫… ③周… ④廖… ⑤柏… Ⅲ.①心脏病—核磁共振成像—病案—分析 Ⅳ.① R540.4

中国国家版本馆 CIP 数据核字 (2023) 第 108574 号

著作权合同登记号：01-2022-4146

First published in English under the title
Learning Cardiac Magnetic Resonance: A Case-Based Guide
edited by Massimo Imazio, Monica Andriani, Luisa Lobetti Bodoni, Fiorenzo Gaita
Copyright © Springer Nature Switzerland AG 2019
This edition has been translated and published under licence from Springer Nature Switzerland AG.
All rights reserved.

策划编辑	池晓宇　郭仕薪	
特邀编辑	方金林	
责任编辑	张　磊	
文字编辑	张　龙	
装帧设计	冯莲凤　佳木水轩	
责任印制	赵　明　李晓霖	

出　　版	中国原子能出版社　中国科学技术出版社	
发　　行	中国原子能出版社　中国科学技术出版社有限公司发行部	
地　　址	北京市海淀区中关村南大街 16 号	
邮　　编	100081	
发行电话	010-62173865	
传　　真	010-62179148	
网　　址	http://www.cspbooks.com.cn	

开　　本	710mm×1000mm　1/16	
字　　数	245 千字	
印　　张	13.5	
版　　次	2023 年 8 月第 1 版	
印　　次	2023 年 8 月第 1 次印刷	
印　　刷	北京华联印刷有限公司	
书　　号	ISBN 978-7-5221-2762-0	
定　　价	158.00 元	

译校者名单

主　审　金征宇

主　译　周　晖　廖伟华　柏勇平

译校者（以姓氏笔画为序）

马天琪　王　颖　毛　婷　刘小凤　安泳橙　李　颖

杨方雪　肖巨雄　吴晚舟　冷月爽　张　峰　张嘉雄

陈佳佳　陈隽雨　周　晖　赵琳枚　柏勇平　郭久晴

唐海雄　唐静怡　傅荻寒　廖伟华　黎　格　黎亚娟

内容提要

本书引进自 Springer 出版社，由国际心脏磁共振领域的顶级专家 Massimo Imazio、Monica Andriani、Luisa Lobetti Bodoni、Fiorenzo Gaita 共同编写，旨在全面介绍心脏磁共振（cardiac magnetic resonance，CMR）临床应用的相关情况。著者对 CMR 诊断标准进行了全面更新和细致总结，几乎涵盖了 CMR 在成人患者中的所有心血管临床应用，从缺血性心脏病到心肌炎，从心包疾病到心脏肿瘤，以及磁共振伪影和检查过程中的偶然发现，可帮助从事心血管病诊疗的临床医生和放射科医生增强学习 CMR 的信心，并在临床工作中更好地理解 CMR。本书以简洁明了的方式介绍了 CMR 物理学和方法学的基础知识，解读了当前主要的专家共识，并对有意义的临床病例进行了讨论，可帮助读者循序渐进地学习及掌握 CMR 的应用要点。本书可作为实用性教程，帮助所有从事 CMR 的放射科、心内科医生，以及接受心血管疾病培训的其他专科医生，在临床工作中快速准确解读 CMR 的检查结果。

主译简介

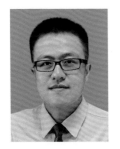

周　晖

中南大学湘雅医院放射科副主任医师，医学博士，硕士研究生导师，德国法兰克福大学医院歌德心血管影像中心访问学者（国家留学基金委面上项目）。湖南省放射学会青年委员会副主任委员、心胸学组委员，中国防痨协会多学科诊疗专业分会常务委员，中华放射学会临床多学科合作工作组委员兼秘书，中国医疗保健国际交流促进会心血管磁共振分会委员，国际心血管CT协会（SCCT）中国区委员会青年委员，德国心血管研究中心（DZHK）青年会员。湘雅医院十佳医师、十佳教师。

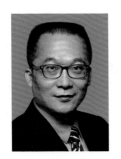

廖伟华

中南大学湘雅医院放射科主任，中南大学分子影像研究中心临床应用研究室主任，主任医师，教授，博士研究生导师。中华医学会放射学分会委员，中国医师协会放射医师分会常务委员，中华医学会放射学分会临床多学科合作工作组组长，中华医学会放射学分会神经学组副组长，中国研究型医院学会磁共振专委会副主任委员，湖南省医学会放射学专业委员会候任主任委员，中国医师协会介入医师分会全国委员，湖南省神经科学学会神经影像专业委员会主任委员。国家自然科学基金委同行评议专家。

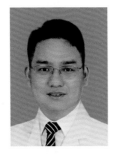

柏勇平

中南大学湘雅医院老年病科副主任，研究员，特聘教授，副主任医师，博士研究生导师。国家老年疾病临床医学研究中心（湘雅）老年心脑血管研究所副所长，湖南省危重血管疾病临床研究中心副主任，中南大学湘雅医院冠脉循环研究中心主任，中华医学会老年医学分会青年委员会副主任委员，中国老年学和老年医学学会老年衰老病学分会衰老基础医学专家委员会委员，湖南省预防医学会第二届基本公共卫生服务与专业委员会常务委员。国家优秀青年科学基金获得者，湖南省科技创新领军人才，湖南省青年岗位能手。

中文版序

　　CMR 是一种快速发展的多模式成像技术，可以对心脏的解剖结构、运动功能、血流灌注和心肌组织学特性进行"一站式"评估，已成为国际公认的心脏大血管结构测量和功能评价的金标准，在心血管疾病的病因诊断、疾病严重程度、风险评估和预后判断等方面具有不可估量的价值，因此其逐渐得到各级医院的重视、推广及运用。

　　本书以病例为导向编写，是一部不可多得的 CMR 实用教程，不仅简明扼要地介绍了 CMR 物理学和方法学的基础知识，还解读了当前 CMR 相关的主要专家共识，并对有意义的临床病例进行了讨论分析，可帮助读者循序渐进地学习和掌握 CMR 临床应用要点。本书由中南大学湘雅医院放射科与老年病学心血管内科合作翻译，兼顾放射科医生与心血管病医生双视角，既可以满足刚开始学习 CMR 技术的放射科医生、技师和临床医生的需求，又可以推广 CMR 的规范化临床应用，帮助所有影像科室和临床科室从事 CMR 的医生在日常工作中快速、准确地解读 CMR 的内容。

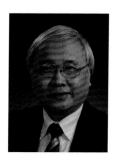

中国医学科学院北京协和医院

原 书 序

　　CMR 是评估心脏体积和功能的金标准，具有多序列成像、无创性评价心肌组织学特征（如检测心肌水肿、弥漫性纤维化、脂肪替代和瘢痕）的独特能力。临床实践中，医生可以将 CMR 与其他成像手段相结合，对患者进行综合诊断，使得 CMR 应用越来越广泛，使用率也越来越高，因此 CMR 技术变得越来越重要。对从事心脏病诊治的医生尤其是新入门的医生来说，掌握 CMR 的适应证、禁忌证和临床应用的优势等基本知识是必不可少的。有关 CMR 的英文著作较多，但大多数 CMR 著作没有为"CMR 初级选手"提供入门且易于掌握的要点总结。本书与已有的专业著作相比，其特色之处在于对 CMR 临床应用的精髓部分进行了提炼和总结，使其可以作为有兴趣学习 CMR 或已经开始学习 CMR 的医生的入门教材。此外，本书能让临床医生了解 CMR 的基础知识和诊断能力，以及与其他成像技术（特别是超声心动图）相比的优势和局限，因此对临床医生很有帮助。*Learning Cardiac Magnetic Resonance: A Case-Based Guide* 由心脏科医生和放射科医生联合撰写，他们在临床实践中一起完成 CMR 工作，可以为患者提供最佳的 CMR 图像分析和诊断报告。

Professor Mauro Rinaldi

Director of the Cardiovascular and Thoracic Department
AOU Città della Salute e della Scienza di Torino
Turin, Italy

译者前言

    对不停跳动的心脏进行磁共振成像属于磁共振检查技术的"天花板"。CMR扫描参数和序列多、专业性强，对扫描技术、图像后处理及诊断方面的要求高，从事CMR的医生、技师需要掌握良好的磁共振物理学、心血管解剖学、生理学、病理生理学，以及疾病相关的临床知识。译者（周晖）在德国访学时发现，欧洲很多大学附属教学医院的CMR检查都是由放射科医生与心血管病医生合作完成的，这样可以充分利用CMR多模式成像解决临床实践中的具体问题。然而，CMR在国内的发展相对滞后，尤其在图像后处理和诊断方面存在较多不合理、不规范的现象，影像诊断报告往往只重视定性诊断而忽略定量诊断，导致诊断不全面，未能充分实现CMR的诊断价值。

    Learning Cardiac Magnetic Resonance: A Case-Based Guide 的最大特点是由心脏科医生和放射科医生合作撰写，结合他们共同完成CMR检查的丰富经验，简明扼要地总结了CMR的临床应用要点。本书除了介绍电影、T1WI、T2WI、T2*、灌注、LGE、Flow等经典CMR序列之外，还包括T1 mapping、T2 mapping、ECV等CMR新技术的临床应用，内容几乎涵盖了CMR在成人患者中的所有心血管临床应用，涉及缺血性心脏病、心肌病、心肌炎、心脏移植、成人先天性心脏病、主动脉和血管疾病、心包疾病、心脏肿块和肿瘤、心脏置入物、CMR检查中的偶然发现等。此外，书中还囊括了与CMR相关的磁共振物理学基础知识、磁共振安全知识和常见伪影，可帮助读者全面掌握CMR基础和临床应用精髓。由于中外语言表达差异，中译本中可能存在一些疏漏或欠妥之处，敬请业内同行不吝斧正。

中南大学湘雅医院　　周　晖　廖伟华　柏勇平

目　录

第1章　临床医生须知的 CMR 相关基础物理学
Basic Physics for Clinicians

周　晖　唐静怡　杨方雪　安泳橙　肖巨雄 **译**　　廖伟华 **校**

一、CMR 概述及临床适应证

心脏磁共振（cardiac magnetic resonance，CMR）正成为一种被广泛应用的检查方法，它能够解答心血管疾病中遇到的很多临床问题，可以对心血管系统进行全面评估而无电离辐射。本章旨在为临床医生概要介绍 CMR 成像的关键物理原理[1-6]。

根据 EuroCMR 登记中心[1]对欧洲 15 个国家 57 个中心连续登记的超过 2.7 万例患者的多中心结果显示，心脏磁共振最重要的临床适应证是疑似冠心病 / 心肌缺血的危险分层（34.2%）、心肌炎 / 心肌病的诊断（32.2%）及生存评估（14.6%）（图 1-1）。

CMR 能为 98% 的拟诊患者提供达到诊断质量的图像，无一病例死亡且严重并发症发生率 < 0.1%（往往严重的并发症与负荷药物有关）。此外，在超过 60% 的病例中，CMR 的检查结果改变了患者的治疗方案，其中约 9% 的病例通过 CMR 获得了新的诊断。

与超声心动图相比，CMR 可以评估超声视窗不良患者的心脏大血管情况，如慢性阻塞性肺疾病（chronic obstructive pulmoriary disease，COPD）等肺部疾病的患者，并且可以评估全身任何部位，能够提高我们分析组织特征的能力（如含水量、脂肪、肌肉、炎症和纤维化）。CMR 不需要超声心动图类似的固定的成像窗，并且与身体体位无关[2]。

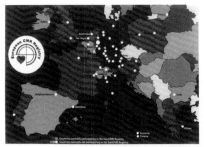

EuroCMR 登记

适应证	≤44 岁	45—59 岁	60—74 岁	≥75 岁
心肌缺血 /冠心病	12.1%	37.7%	48.1%	49.5%
心肌炎 / 病毒性心肌炎	63.6%	36.6%	22.5%	16.5%
心肌活性	5.3%	17.0%	19.2%	22.4%
负荷 CMR	13.7%	38.0%	47.5%	47.9%

▲ 图 1–1 EuroCMR 登记中心及根据该登记中心记录的最常见的心脏 MR 适应证

表 1–1 列出了 CMR 检查的常见临床适应证。

表 1–1 CMR 检查的常见临床适应证

- 疑似心肌炎
- 心力衰竭及心肌病
- 检测心肌缺血（血管扩张药负荷灌注）及评估心肌活性
- 先天性心脏病及冠状动脉走行异常
- 主动脉病变
- 心脏肿块
- 心包疾病
- 心脏瓣膜病

二、磁共振物理基础

CMR 的基础是如何产生磁共振信号。在 CMR 中，信号是通过射频（radio-frequency, RF）激发自由水或脂质分子中的氢原子核而产生的。氢原子核是一种起到小孔径磁铁作用的质子（图 1–2）。

在没有外加磁场的情况下，每个氢原子核运动是无定向的（净磁场为 0）。在 CMR 扫描中，当氢原子核放置于外加磁场中时，它们将与外加磁场平行（大部分氢原子核）或反平行排列。由于在磁场方向上有少量多余的氢核，这就产生了一个净磁场矢量。这个净磁场矢量用于生成 CMR 信号。施加的磁场强度（B_0）越大，与磁场方向对齐的多余质子数量就越大，净磁化矢量也越大（因此，3.0T 磁场产生的信号比 1.5T 更强）。

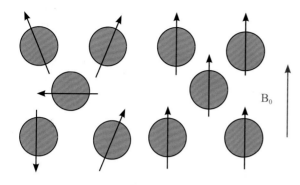

在没有外部磁场的情况下，每个氢原子核无定向（净磁场为 0）。当氢原子核被放置于外加磁场时，如在 CMR 扫描中，它们的排列平行（大部分）或反平行于外加磁场

氢原子核中的每个质子不仅沿磁场方向正向或逆向排列，而且还绕其轴旋转（自旋），这种现象称为进动。这种进动的频率与磁场强度成正比，其关系（拉莫尔方程）表现如下（公式 1-1）。

$$拉莫尔频率 = 常数 \times B_0 \qquad （公式 1-1）$$

拉莫尔频率与磁场强度（B_0）成正比，通常在兆赫范围内。例如，对于 1.5T 的磁场来说，拉莫尔频率为 63MHz。拉莫尔频率也称为共振频率，因为质子只在这个特定的频率吸收能量（或发生共振）。拉莫尔方程中的常数称为旋磁比，其值是粒子核的特征值（质子为 42.6MHz/T）。如果施加具有相同进动频率的射频（由射频脉冲线圈发射），氢原子核可被激发，垂直于主磁场（临床 CMR 机器的磁场通常为 1.5T 或 3.0T）方向翻转。

当施加射频脉冲时，净磁化强度开始偏离其沿主磁场轴（通常定义为 z 轴）的排列。施加的能量越大，净磁化与 B_0 磁场形成的角度（翻转角度）就越大（图 1-3）。

这种射频脉冲称为激励脉冲。施加射频后，净磁化强度有两个分量：①一个分量平行于 z 轴（M_z，在图 1-3 中也称为纵向分量）；②一个在 x-y 轴上的分量（M_{xy}，在图 1-3 中也称为横向分量）。在 CMR 中，90° RF 脉冲能够转移横向平面（xy 平面）上的所有磁化，在纵向平面（z 轴）上不留下任何分量。这种 90° RF 脉冲称为饱和脉冲。它们提供了最大可能的横向磁化，因此具有更高的信号和更好的图像质量，但不能像翻转角度较小的 RF 脉冲那样快速重复，因为磁化的 z 分量需要时间来恢复。产生较小翻转角度（< 90°）的 RF 脉冲用符号 α 表示，或者具有特定角度（如 30°），此类脉冲产生的 MR 信号 < 90° RF 脉冲，但能较 90° RF 脉冲更快重复。当净磁化强度已经存在于 xy 平面上时，可以给一个 180° RF 脉冲，然后在 xy 平面上翻转磁化 180°（再聚焦脉冲）或反转净纵向磁化（反转脉冲）（图 1-4）。

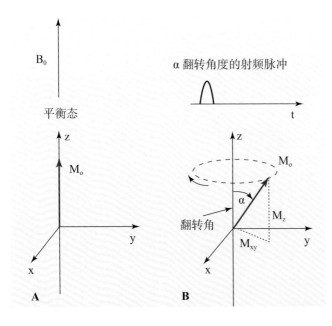

◀ 图 1-3　射频作用时，净磁化强度开始偏离其沿主磁场轴（通常定义为 z 轴）的排列

外加能量的量越大，净磁化与 B_0 磁场形成的夹角（翻转角）越大（公开来源，引自 J Cardiovasc Magn Reson. 2010 Nov 30; 12: 71.）

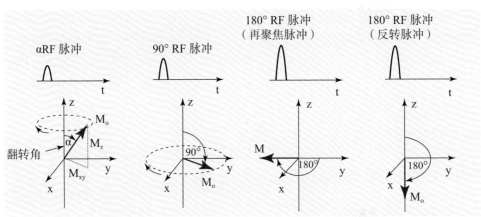

▲ 图 1-4　不同射频脉冲具有不同翻转角度：① ＜ 90°；②激励性 90° 射频脉冲；③横向平面上的 180°射频再聚焦脉冲；④ 180°射频反转脉冲

公开来源，引自 J Cardiovasc Magn Reson. 2010 Nov 30; 12: 71.

　　在自旋回波序列中使用再聚焦脉冲，可以反转由磁场不均匀性引起的横向磁化中的相干性损失。反转脉冲不产生信号，但可用作磁化准备脉冲（如作为黑血序列的准备序列，见后文）。

　　施加射频脉冲产生激发后，质子趋向于返回其基态，并与主基态磁场平行排列。这种恢复到原始状态的过程称为弛豫。有两种不同类型的弛豫，如下所述。

- 纵向弛豫或 T1 弛豫：沿 z 轴恢复至原始磁化的过程（也称为 90° RF 脉冲后的饱和恢复）。
- 横向弛豫或 T2 弛豫：磁化强度沿 x-y 轴衰减的过程。

在人体组织中，横向弛豫 /T2 比纵向弛豫 /T1 发生得更快。这两个过程都是遵循指数过程发生的。

纵向弛豫或 T1 弛豫用指数曲线描述，其中 T1 为磁化强度恢复到平衡值 63% 的时间（图 1-5）。

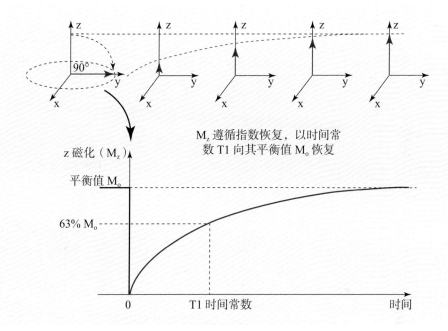

▲ 图 1-5　遵循指数曲线的纵向或 T1 弛豫

公开来源，引自 J Cardiovasc Magn Reson. 2010 Nov 30; 12: 71.

当氢原子核释放能量回到基态时，这种回到基态的纵向磁化发生得更快。与肌肉和水相比，脂质分子恢复的速度更快，因此脂肪的 T1 弛豫时间更短。水和水肿的组织不利于能量交换，因此 T1 弛豫时间较长。

横向或 T2 弛豫也可以用指数曲线描述，其中 T2 是净横向磁化强度在 90° RF 脉冲后衰减至其初始值 37% 的时间（图 1-6）。如果存在较多的自旋 - 自旋相互作用（通常多发生在脂肪和肌肉上，而水较少发生，因为自由水中含有相距较远且快速运动的小分子物质），T2 弛豫更快。横向磁化强度的幅值随着质子相互移出相位而衰减。由此产生的衰减信号称为自由感应衰减（free induction decay，FID）。这是获取 MR

信号的简单方法，但它受到梯度磁场的影响，允许空间编码，因此在临床应用中信号的获取方式不同（见下文）。

由于组织成分引起的磁场不均匀（如铁的存在）可以通过增加自旋间的相互作用来加速信号衰减，因此在这种不均匀磁场影响下发生的实际 T2 时间被称为 T2*，而这种弛豫被称为 T2* 弛豫。T2* 的研究对于评估铁过载特别有用。磁场不均匀性的影响可通过 180° 再聚焦脉冲逆转（图 1-6）。

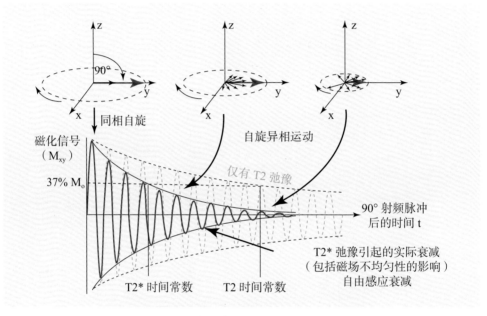

▲ 图 1-6　遵循指数曲线的横向弛豫或 T2 弛豫

公开来源，引自 J Cardiovasc Magn Reson. 2010 Nov 30; 12: 71.

三、MR 信号的产生方式和 CMR 基础序列

磁共振信号由弛豫现象产生。由于用于定位 MR 信号的磁场梯度可能会影响简单自由感应衰减（FID），因此 MR 信号以回波的形式产生。两种常见的回波类型是梯度回波和自旋回波。RM 信号称为"回波"，因为它是由第一个激励性射频脉冲引起的初始信号消失后再次出现的瞬态 RM 信号。

（一）梯度回波

梯度回波是由 90° RF 脉冲产生的，该脉冲产生 T2* 弛豫，然后在相反方向应用两个后续磁场梯度：第一个磁场梯度导致横向磁化的快速去相（FID 信号快速降至 0），

而在反方向施加的第二次磁梯度回波会导致信号的复相，并在回波时间（echo time，TE）产生名为梯度回波的 MR 回波信号（图 1-7）。第二个梯度回波保持的时间是第一个梯度回波时间的 2 倍，从而导致 FID 信号反相为零。梯度回波的振幅取决于 T2* 弛豫和选择的 TE。从射频脉冲到回波最大振幅的时间称为回波时间。

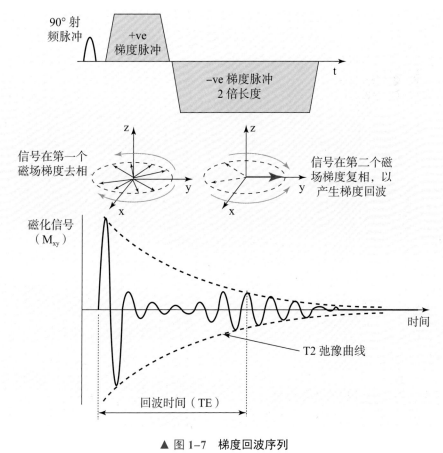

▲ 图 1-7　梯度回波序列

详述见正文，公开来源，引自 J Cardiovasc Magn Reson. 2010 Nov 30; 12: 71.

（二）自旋回波

自旋回波由 90° RF 激励脉冲产生，随后在相当于 TE/2 的特定时间施加 180° RF 再聚焦脉冲（图 1-8）。T2 弛豫时间后的 FID 在回波时间（TE）具有最大振幅（因为磁场不均匀性是由重新聚焦的射频脉冲补偿的）。在 TE 达到其最大强度后，信号在 T2* 弛豫后消失。这个 MR 序列产生的信号称为自旋回波。自旋回波信号大于梯度回波信

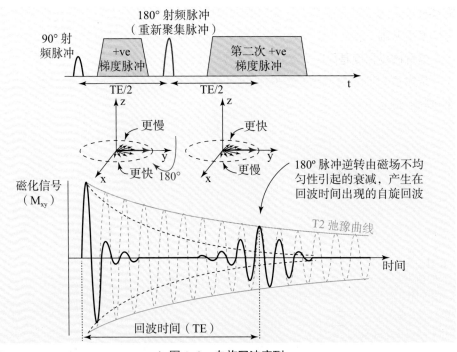

▲ 图 1-8　自旋回波序列

详述见正文，公开来源，引自 J Cardiovasc Magn Reson. 2010 Nov 30; 12: 71.

号，受磁场不均匀性的影响较小。相反，如果 MR 序列的目的是检测铁过载，则此评估需要梯度回波信号。

四、空间编码与图像重建

心脏磁共振的空间编码是十分复杂的，为了提供它的简化视图，我们将对主要概念进行简化和总结。

一般而言，我们采用梯度磁场对身体的某个特定层面产生磁共振信号（图 1-9）。这种梯度磁场也产生了不同梯度的进动频率：在图 1-10 中，在磁共振扫描仪中，头部的进动频率将高于脚。如果使用选定频率的应用射频，这样只

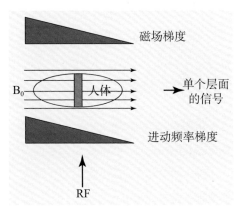

▲ 图 1-9　单个层面的磁共振信号的产生过程
详述见正文

有某种选定的组织将被射频激发，并从信号层中产生信号，以上是 2D 心脏磁共振信号的发生基础。

这种磁场梯度是由磁共振扫描器中的梯度线圈产生的（见第 2 章）。

依次通过层面选择（图 1-10）、相位编码（图 1-11）和频率编码（图 1-11）三个步骤实现空间编码。

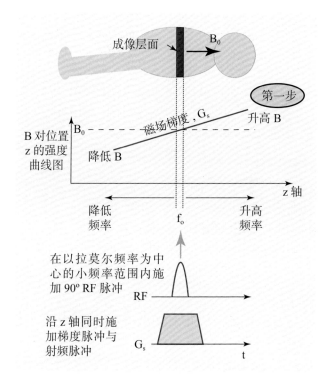

◀ 图 1-10　层面选择和磁场梯度

详述见正文，公开来源，引自 J Cardiovasc Magn Reson. 2010 Nov 30; 12: 71.

由于有 3 组相互垂直的梯度线圈，因此可以在 3D 空间中创建梯度（空间编码梯度），并在磁共振扫描仪中的任何空间平面中进行 2D 成像（CMR 可以在任意平面成像）。

综上所述，为了在 3D 空间中定位 MR 信号，在包含 3 个步骤的过程中应用了 3 个单独的磁场梯度。

磁共振图像是用一种叫作"2D Fourier"（2D 傅里叶）变换的算法重建的。将此方法应用于合成信号，根据其频率和每个相位编码步骤的相位变化对不同位置的贡献进行解码（图 1-12）。为了获得足够的信息进行图像重建，脉冲序列以相位编码的强度或斜率的增量多次重复（图 1-13）。每次重复之间的时间间隔称为重复时间（repetition time，TR）。每幅图像的获得都需要若干次的重复，图像采集时间与重复

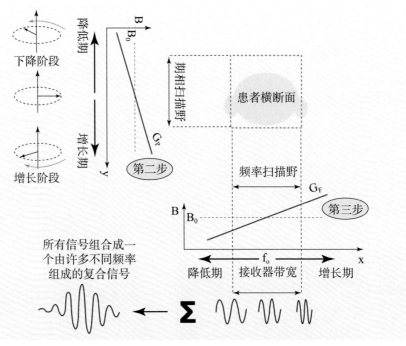

▲ 图 1-11　通过相位编码和频率编码实现空间编码

公开来源，引自 J Cardiovasc Magn Reson. 2010 Nov 30; 12: 71.

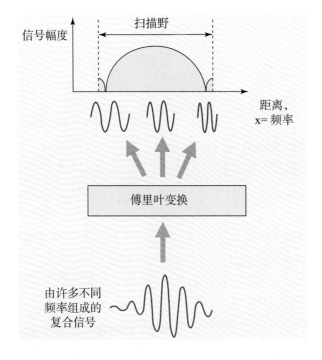

◀ 图 1-12　使用 2D 傅里叶变换算法重建磁共振图像

公开来源，引自 J Cardiovasc Magn Reson. 2010 Nov 30; 12: 71.

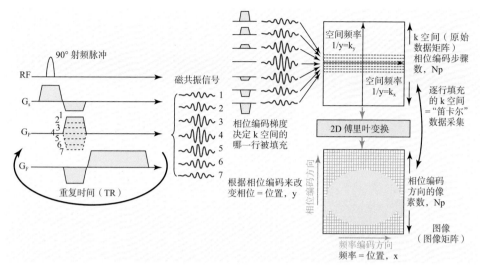

▲ 图 1–13 为了获得足够的信息用于图像重建，脉冲序列以相位编码的强度或斜率的增量重复多次

公开来源，引自 J Cardiovasc Magn Reson. 2010 Nov 30; 12: 71.

次数（number of repetitions，Np）和重复时间（TR）有关（公式 1–2）。

$$图像采集时间 = Np \times TR \qquad （公式 1-2）$$

更好的空间分辨率需要更多的重复，因此需要更长的采集时间。

CMR 扫描获得的所有原始数据都收集在 k 空间中。k 空间可以简单地定义为一个盒子，在该盒子中收集和处理原始数据，并通过这种处理生成图像（图 1–14 和图 1–15）。k 空间中的行数据是频率。低频数据集中于 k 空间的中心，决定图像的对比度和大致结构；而高频数据位于 k 空间的外围，决定了图像的空间分辨率，有助于图像细节和边缘的显示。为了获得 MR 图像，必须表示所有的频率。

填充 k 空间有不同的方法。最简单的是逐行填充 k 空间（"笛卡尔"数据采集），它被大多数心血管成像序列所采用。尽管如此，也有其他填充 k 空间的方法（如径向填充、螺旋填充），各有优缺点。例如，在注射对比剂后，可能需要快速获得对比剂信息（血管造影成像）：在这种情况下，k 空间的填充从中心开始并向外移动（k 空间中心附近的低频数据对图像对比度的贡献尤为明显）。

五、心脏磁共振心肌组织学特征

CMR 能够在一张图像中生成不同软组织对比度（如脂肪、肌肉等）的影像。这

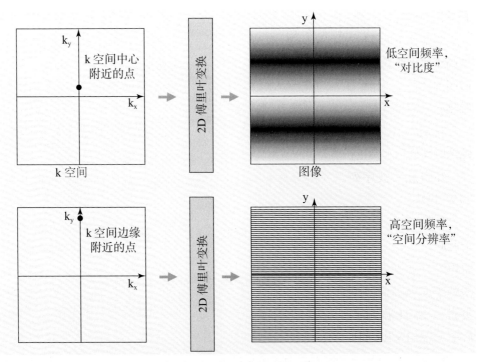

▲ 图 1-14　k 空间中的行数据为频率

低频数据集中于 k 空间的中心，决定图像的对比度和大体结构；而高频数据位于 k 空间的外围，决定了图像的空间分辨率，有助于图像细节和边缘的显示（公开来源，引自 J Cardiovasc Magn Reson. 2010 Nov 30; 12: 71.）

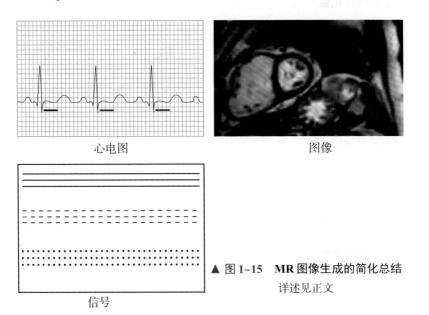

心电图　　　　　　　　　　　　　　　　图像

▲ 图 1-15　MR 图像生成的简化总结
　　　　　　详述见正文

信号

种对比是通过不同组织从射频脉冲激发后恢复到原始状态的不同方式产生的。

脂肪比水的 T1 弛豫时间更短，因此在正确扫描的 T1WI 图像上，脂肪的信号强度高于肌肉组织和水的信号强度，显得更亮（图 1-16）。钆对比剂具有缩短 T1 弛豫时间的特性，因此如果钆存在于细胞外间隙（如心肌纤维化），与正常心肌相比，纤维化心肌的 T1 时间变短，T1WI 图像表现得更亮。

在 T2WI 图像中，足够长的采集时间可以很好地区分水肿（如心肌水肿）和 T2弛豫时间低于水的正常心肌，因为在这些序列中水肿显得更亮（图 1-17）。

在自旋回波序列中，根据选择重复时间（TR）和回波时间（TE）可以得到T1WI 图像或 T2WI 图像。

如果选择短 TR 和短 TE，自旋回波序列产生的图像将是 T1WI 图像，具有明亮的脂肪和低信号的静态液体（图 1-16 和图 1-18）。短 TR 是指当短 T1（如脂肪）的组织比长 T1（如肌肉，更常见的是液体）的组织恢复更多时，随后给予 90° 激励射频脉冲，T1 较短的组织（如脂肪）后续的横向磁化强度会更大，信号强度会更高（即更亮）。短 TE 限制了 T2 弛豫对不同组织对比度的影响。在 CMR 中，TR 由患者的心率（TR=1×RR 间期）决定。

T1WI 自旋回波序列特别适合于解剖成像，因为脂肪、肌肉和液体之间存在明显的对比。

如果选择长 TR 和长 TE，自旋回波序列产生的图像为 T2WI 图像（图 1-19）。长 TR 允许纵向磁化强度的恢复，从而限制了由于不同 T1 弛豫造成的组织对比，而长 TE 允许更多的横向磁化强度衰减，因此将长 T2 组织（如液体）与短 T2 组织（如

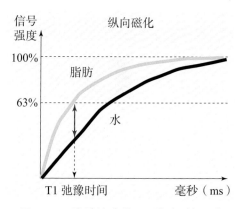

▲ 图 1-16　脂肪比水的 T1 弛豫时间更短，因此在正确扫描的 T1WI 图像上，脂肪的信号强度高于肌肉组织和水的信号强度，显得更亮

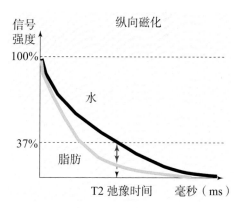

▲ 图 1-17　在 T2WI 图像中，足够长的采集时间可以很好地区分含水组织（如心肌水肿）和 T2 弛豫时间低于水的正常心肌，因为水肿在这些序列中显得更亮

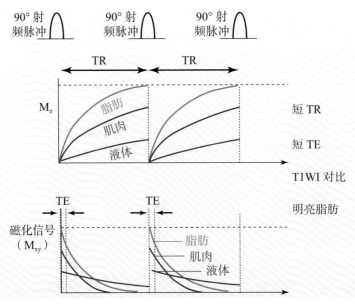

▲ 图 1–18   如果选择短 **TR** 和短 **TE**，自旋回波序列产生的图像是 **T1WI** 图像，具有明亮的脂肪和低信号的静态液体

公开来源，引自 J Cardiovasc Magn Reson. 2010 Nov 30; 12: 71.

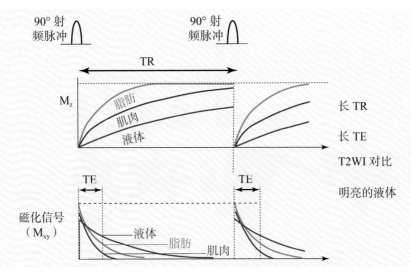

▲ 图 1–19   如果选择长 **TR** 和长 **TE**，自旋回波序列产生的图像是 **T2WI** 图像

长 TR 允许纵向磁化强度的恢复，从而限制了由于不同 T1 弛豫造成的组织对比，而长 TE 允许更多的横向磁化强度衰减，因此将长 T2 组织（如液体）与短 T2 组织（如肌肉和脂肪）区别开来（公开来源，引自 J Cardiovasc Magn Reson. 2010 Nov 30; 12: 71.）

肌肉和脂肪）区别开来。T2WI 图像的特点是液体表现为明亮的信号，特别有助于显示聚集的液体和水肿。在这些序列中，TR 时间被设置为 RR 间期的 2 倍或 3 倍。

在自旋回波成像中，血液的流动产生了黑血对比，原因是接收了 90° 射频脉冲的血液在 180° 射频脉冲之前的 TE/2 期间流出了成像层面（图 1-20）。

如果选择长 TR（T1 弛豫差异不可见）和短 TE（减小 T2 弛豫对组织对比的影响），自旋回波图像将是质子密度（proton density，PD）加权图像（图 1-21）。其结果是当不需要辨别软组织时，可用于解剖成像的所有组织都具有高信号。

梯度回波脉冲序列用于电影成像，由于重复射频脉冲（梯度回波使用短 TR 进行快速成像）对静止组织的饱和效应，而流动血液信号未被饱和而呈现明亮的信号（图 1-21）。

梯度回波序列主要有两种（表 1-2），如下所述。

• 扰相梯度回波：用于快速成像的梯度回波序列，使用小翻转角（< 90°）和扰相梯度，以删除由于短 TR（< 400ms）不允许横向磁化完全去相而影响 MR 信号的剩余横向磁化（图 1-22）。

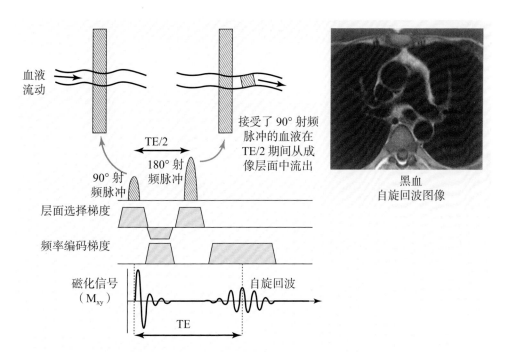

▲ 图 1-20　在自旋回波成像中，血液的流动产生了黑血对比，原因是接收了 90° 射频脉冲的血液在 180° 射频脉冲之前的 TE/2 期间流出了成像层面

公开来源，引自 J Cardiovasc Magn Reson. 2010 Nov 30; 12: 71.

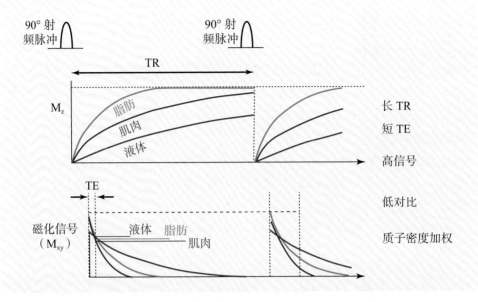

▲ 图 1–21　如果选择长 TR（T1 弛豫差异不可见）和短 TE（减小 T2 弛豫对组织对比的影响），自旋回波图像将是质子密度加权图像

公开来源，引自 J Cardiovasc Magn Reson. 2010 Nov 30; 12: 71.

表 1–2　梯度回波序列

	短 TE	长 TE
长 TR	质子密度加权图像 信噪比好 无对比	T2WI 图像 脂肪信号低 液体信号高
短 TR	T1WI 图像 脂肪高信号 液体低信号	信噪比差 对比差

- 平衡稳态自由进动序列（balanced steady state free precession，bSSFP）：用于快速成像的梯度回波序列，使用小翻转角度（＜90°），但没有扰相梯度，以便保持残余磁化，信号可以在多次重复达到稳定状态后相加，给出比扰相梯度回波大得多的信号。在 TE=TR/2 处获取 MR 信号，从而获取的图像与 T2/T1 比值相关。

表 1–3 比较了自旋回波序列和梯度回波序列的主要差异。

扰相梯度回波序列与平衡稳态自由进动序列的主要区别如表 1–4 所示。

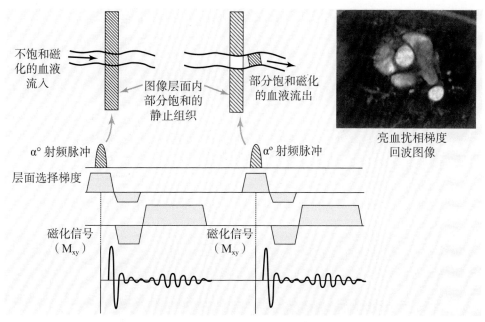

亮血扰相梯度
回波图像

▲ 图 1-22　用于电影图像的亮血扰相梯度回波序列

公开来源，引自 J Cardiovasc Magn Reson. 2010 Nov 30; 12: 71.

表 1-3　自旋回波序列和梯度回波序列的主要差异

	自旋回波	扰相梯度回波	梯度回波（bSSFP）
翻转角度	90°	＜90°（5°~40°）	＜90°（50°~70°）
180° 恢复脉冲	是	否	否
对比加权	T1、T2、质子密度	T1、T2*	T2/T1 比值
短 TR	否（400~800ms）	是（3~400ms）	是（3~5ms）
血流信号	暗	亮	亮
心脏适用范围	解剖和组织特征图像	快速电影成像、血流图像、磁共振血管造影、T2* 加权图像（铁过载）	快速电影成像

表 1-4　扰相梯度回波序列与平衡稳态自由进动序列的主要区别

图像特征	扰相梯度回波序列	平衡稳态自由进动序列
血流与心肌的对比	可变	好，T2/T1 比值
血流敏感性	高，能可视化血流喷射	低，使用平衡梯度
图像质量	低信噪比，无须匀场	高信噪比，需要良好的匀场

六、心脏同步化和如何应对呼吸运动

CMR 需要克服的运动问题主要包括心脏搏动及呼吸运动导致心脏在胸腔内产生的额外运动。为了正确采集图像，心脏应在没有运动伪影干扰的情况下位于同一位置上成像。

为了克服心脏运动的问题，图像采集应尽可能快，TR 越短越好。为了保证图像的质量，需要心脏同步化。心脏同步化是利用心电图获得的心电信号实现的。识别 R 波并同时采集磁共振数据，以便在心动周期的特定时间同步多次采集。

图像采集是在心脏运动幅度最小的时刻进行的，在不同的心动周期内获取不同的信息，如图 1-23 中的示例所示（分段 k 空间的概念）。

心脏同步化的图像采集包括两种类型：单次采集获得的静态图像和通过心脏周期分段采集获得的电影图像。

呼吸运动也会影响采集图像的质量。这个问题可以通过三种方法来解决：①呼吸补偿方法（呼吸门控）；②心脏同步快速成像和屏气；③超快（单次激发）成像技术。呼吸运动由呼吸门控波纹管垫进行监测。

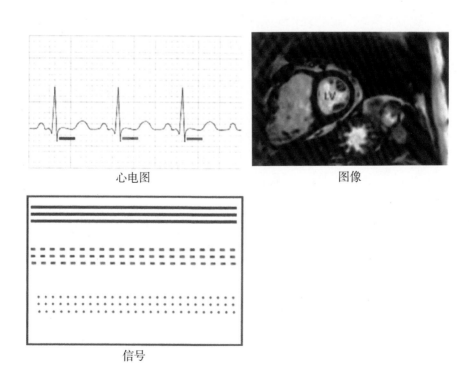

心电图

图像

信号

▲ 图 1-23　MR 成像：从信号到图像

呼吸运动的问题可以通过三种不同的方法来处理，如下所述。

- 屏气快速成像（最常用）。
- 呼吸门控。
- 无须屏气的实时（超快）图像采集。

CMR 扫描过程中呼吸运动的问题通常通过屏气来解决。要求患者屏气长达 15s 来采集图像。由于重症患者很难屏气超过 15s，因此 CMR 面临的一个挑战就是加快图像采集速度。

呼吸门控是通过监测患者的呼吸活动来运行的，在预先指定的时间（通常是呼气结束，因为对于每个患者来说这通常是呼吸周期较长的部分）采集磁共振数据。更复杂和准确的方法包括导航回波的使用，如在冠状动脉 MR 血管造影中膈肌导航技术的运用（见下文）。

七、心脏磁共振成像常用技术

（一）静态成像（解剖黑血成像）

该成像技术是基于通过检测心电图 R 波进行同步触发：在 R 波（触发）后的预定时间采集 MR 信号。通常采用 Turbo 序列或快速自旋回波序列 [Philips 和 Siemens 将该序列命名为 TSE（turbo spin echo），GE 将该序列命名为 FSE（fast spin echo）]。该序列由基于初始 90° 射频脉冲后加多个 180° 射频脉冲构成（图 1–24）。

对每个激发射频脉冲进行多 k 空间线采集，从而缩短采集时间。每次激发射频脉冲获得的回波数称为回波序列长度（echo train length，ETL）或 Turbo 因子。通常在屏气状态下采集图像需要 15～20 个 ETL。在解剖黑血成像中，使用双反转预置脉冲可增加暗血对比度。该预置包括 RF 反转脉冲与一个 90° 脉冲之前的延迟组成：第一个脉冲不具有选择性，而第二个脉冲具有选择性，如果在 90° 的激发射频脉冲之前等待一个适当的延迟时间 [反转恢复时间（inversion recovery time，TI）]，则所选组织中血液信号为黑色（图 1–25）。根据心率计算 TI 时间以获得最佳的血液信号抑制效果（通常 TI 为 400～600ms）。从本质上来看，由于血液从层面中流出，而流动血液的信号很低，因此该序列可以选择性地获取选定组织层面的 MR 信号，产生对比和提供解剖黑血成像的基础。

（二）电影成像

心功能评价是通过分析电影成像显示的心脏室壁运动和测量心室容积实现的，它是基于梯度回波技术的亮血电影成像，获取心动周期不同阶段的图像并组合成电影图像。

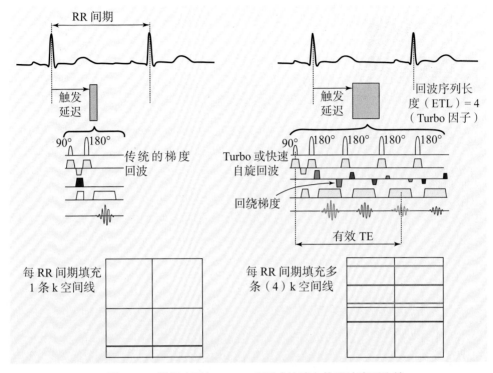

▲ 图 1-24　常规序列与 **Turbo** 序列或快速自旋回波序列比较

详述见正文，公开来源，引自 J Cardiovasc Magn Reson. 2010 Nov 30; 12: 71.

电影成像要求快速 TR，通过重复低翻转角射频脉冲对序列进行加速，利用梯度回波脉冲序列产生多个梯度回波，并采集每个心动周期内 k 空间的多条线代替常规梯度回波成像中的一条线（图 1-26）。

每次发射射频脉冲采集的线条数根据制造商以不同的方式命名：views per segment（GE）、turbo factor（Philips）和 no of segments（Siemens）。增加采集的 k 空间数量，减少了扫描时间，但增加了每个心动周期的采集窗，从而减少了可以成像的心动周期数量，同时降低了时间分辨率。

加速梯度回波成像可以应用于扰相梯度回波和 bSSFP 序列，并且不同厂家有不同的命名（表 1-5）。

电影成像要求心脏同步，并从心动周期多个时间点的同一层面位置采集数据，随后重建。每一心动时相保持一个 TR，TR 时间较短（图 1-27）。

它可以通过以下方式实现。

1. 心电信号触发，即在 R 波后立即开始第一个心动周期的数据采集，然后在被

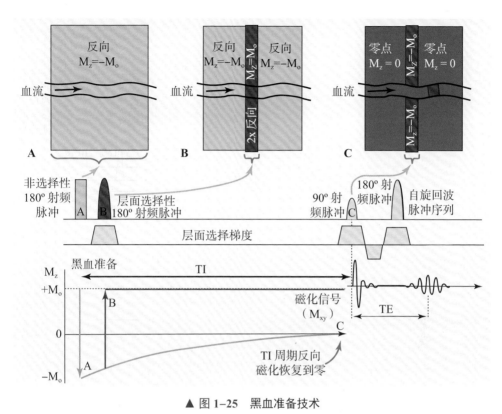

▲ 图 1-25　黑血准备技术

详述见正文，公开来源，引自 J Cardiovasc Magn Reson. 2010 Nov 30; 12: 71.

检测到的下一个 R 波前停止，因此会漏掉部分心动周期。

2. 回顾性心电门控，在心动周期连续记录和回顾性采集，不会丢失接近 R 波的心动周期末段。在 RR 间期有小变化的情况下也可以运行。

对于心律失常和持续 RR 间期变异的患者，可以通过称为心律失常排斥的选项来校正可变 RR 间期，此外还有两种可行的方法：①使用心电图触发；②以牺牲时间和空间分辨率为代价进行实时采集。

在 1.5T 的磁共振设备，平衡 SSFP 梯度回波序列应用于大多数心脏功能成像和容量评估，因为在整个心脏周期中，血液和心肌具有较高的固有对比度。扰相梯度回波脉冲序列由于具有较大的血流敏感性，常被用于评价血流喷射，从而评价心脏瓣膜病（表 1-6）。

（三）T1 或 T2WI 黑血 FSE/TSE 脉冲序列

经典的心脏结构解剖成像是基于黑血技术，应用 180° 非层面选择性射频脉冲反

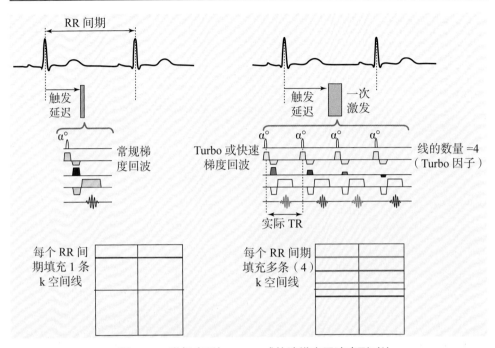

▲ 图 1-26　常规序列与 Turbo 或快速梯度回波序列对比

详述见正文，公开来源，引自 J Cardiovasc Magn Reson. 2010 Nov 30; 12: 71.

转所有组织的纵向磁化，然后应用 180° 层面选择性射频脉冲反转感兴趣层面内组织的纵向磁化，在一段确定的时间（血液反转时间）之后，自旋回波脉冲产生感兴趣层面内组织的 MR 信号（图 1-28）。

　　短 TI 反转恢复序列（short TI inversion recovery，STIR）是在给予一个层面选择性 180° 射频脉冲反转组织的纵向磁化后，选择一个短的反转时间来消除来自脂肪组织的信号（图 1-28）。显示水肿时，将黑血技术与 STIR 序列联合使用可以抑制血液和脂肪的信号。在图 1-29 所示的病例中，还选择了长 TE 进行 T2WI 检查，水肿被显示为明亮的高亮信号（图 1-29），这种基于 3 次反转的射频脉冲技术也被称为 STIR-T2WI。

（四）化学转移抑制脂肪

　　抑制脂肪的方法是利用脂肪组织与水分子中氢原子核的拉莫尔频率的微小差异，也称化学位移。在 1.5T 的磁场时，这个差值为 220Hz；因此，如果在脂肪的拉莫尔频率处施加 90° 的射频饱和脉冲作为预备脉冲，脂肪信号在随后的成像中被抑制。有效的抑制要求磁场有足够的均匀性。这种频率选择性的脂肪抑制方法也被称为化学位移选择性（chemical shift selective，CHESS）成像。

表 1–5　不同厂家对加速梯度回波成像应用于扰相梯度回波和 bSSFP 序列的命名

	GE	Philips	Siemens
快速扰相梯度回波	fast spoiled GRASS（FSPGR）	T1WI Turbo 场回波（T1-TFE）	Turbo FLASH（TFL）
平衡式稳态自由进动序列	采用稳态采集的快速成像（FIESTA）	平衡 Turbo 场回波（TFE）	节段性 true FISP

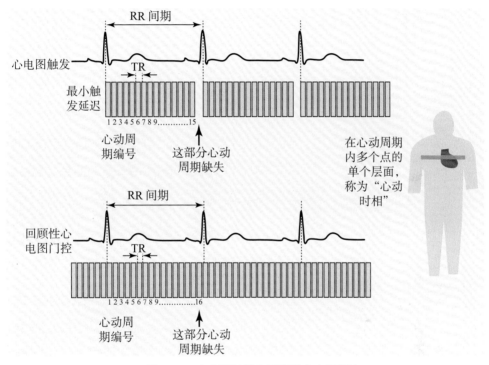

▲ 图 1–27　心电图触发和回顾性心电图门控

公开来源，引自 J Cardiovasc Magn Reson. 2010 Nov 30; 12: 71.

表 1–6　SSFP 梯度回波序列和扰相梯度回波脉冲序列

电影成像	序列	临床用途
SSFP	• FIESTA（GE） • 平衡性 TFE（Philips） • 节段性 true FISP	功能（1.5T），体积测量
扰相梯度回波	• FSPGR（GE） • T1-TFE（Philips） • TFL（Siemens）	功能（3T），评估血流量和血流喷射

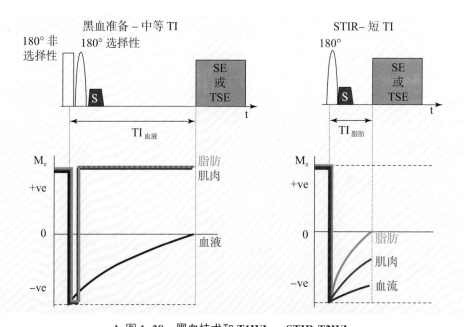

▲ 图 1–28　黑血技术和 T1WI vs. STIR-T2WI

详述见正文，引自 J Cardiovasc Magn Reson. 2012 Sep 20; 14: 66.

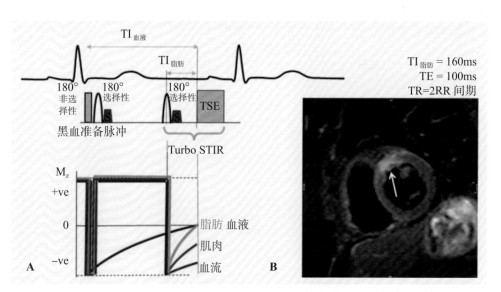

▲ 图 1–29　STIR-T2WI 序列和图像

详述见正文，引自 J Cardiovasc Magn Reson. 2012 Sep 20; 14: 66.

（五）心肌标记

在 R 波后（舒张末期）应用非选择性预备射频脉冲网技术，可进行心肌标记，这个技术通常被称为标记或磁化的空间调制（spatial modulation of magneti-zation，SPAMM）。磁化图案以一系列低信号平行线的形式出现在已经磁化饱和的图像上。当心脏在收缩期收缩时，磁化模式随心肌收缩而变形（图 1-30）。这项技术可以检测心肌收缩异常。

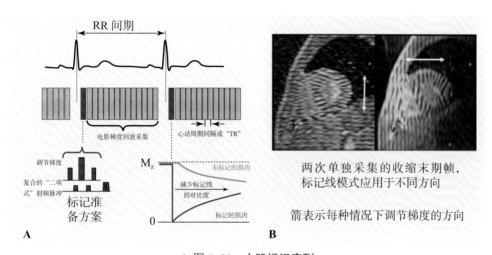

▲ 图 1-30　心肌标记序列

详述见正文，引自 J Cardiovasc Magn Reson. 2012 Sep 20; 14: 66.

（六）钆对比剂在 CMR 中的应用

在心脏磁共振增强扫描使用的含钆对比剂中的钆是一种重金属，具有很强的顺磁性，能够减少组织的 T1 时间。含钆对比剂不能进入细胞膜完整的细胞，只能存在于正常细胞外。钆金属本身有高毒性，对比剂中的钆以螯合物的形式存在。

在心脏磁共振检查中，对比剂的应用主要如下所述。

- 动态对比增强（dynamic contrast-enhanced，DCE）心脏灌注成像。
- 早期钆增强（early gadolinium enhancement，EGE）和延迟钆增强（late gadolinium enhancement，LGE）。
- 磁共振血管成像（magnetic resonance angiography，MRA）。

1. 动态对比增强心脏灌注成像

从静脉注射对比剂，可以先看到右心室（right ventricular，RV）腔的信号增强，然后是左心室（left ventricular，LV）腔的信号增强，心肌信号增强较缓慢，最后心腔内对比剂廓清（图1-31）。为了快速获取图像，DCE-MRI灌注成像通常采用快速（或Turbo）扰相梯度回波（FGE）、平衡稳态自由进动或平面回波成像（echo-planar imaging，EPI）脉冲序列进行单次激发成像（图1-32）。这三个序列都很快，具有非常短的TR。通常需要扫描3个心室的短轴切面和1个长轴四腔心层面，以评估屏气状态下基底层、中间层和心尖层水平的心肌灌注情况。

DCE-MR应使用T1WI检查，以便最大限度地发挥对比剂增强信号强度的效应。为此，通常使用饱和恢复准备脉冲进行灌注成像（图1-32）。T1WI是通过仔细选择饱和时间（saturation time，TS）来控制的。通常，每个层面成像之前都有准备脉冲，因此在给定的RR间期内，准备脉冲的数量与层面的数量相同。心脏灌注成像的经典TS约为100ms。

尽可能通过限制图像数据采集窗的大小来处理由心脏运动引起的图像质量减低，使用ECG触发仅用于确定心脏将在心动周期的哪个阶段被触发成像。这是由触发延迟（trigger delay，TD）设定的，即从心电图R波到k空间中线采集的时间（图1-33）。

心内膜灌注缺损可能发生在左心室壁的任何一处，因此最大限度地覆盖左心室是很重要的。AHA建议获取3个短轴层面应覆盖左心室基底部、中间部和心尖部，并建议至少2.5mm的空间分辨率，这些都是能可靠地发现心内膜下灌注缺损所必需的。报告心肌灌注最常见的方法是通过动态序列的目测分析：短暂出现的信号强度相对降低的区域被认为是由心肌血流量的生理性显著减少所致，记录为"灌注缺陷"。

灌注成像常见的容易误诊的伪影是所谓的黑边伪影（dark rim artefack）。它是心

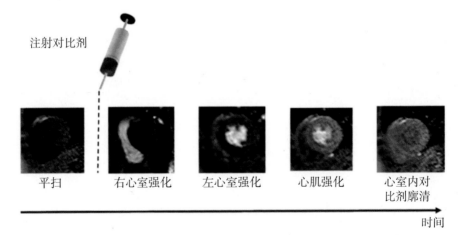

注射对比剂

平扫　　右心室强化　　左心室强化　　心肌强化　　心室内对比剂廓清

时间

▲ 图1-31　静脉注射对比剂依次可见右心室腔强化，左心室腔强化，心肌逐渐强化，最后对比剂廓清

引自 J Cardiovasc Magn Reson. 2012 Sep 20; 14: 66.

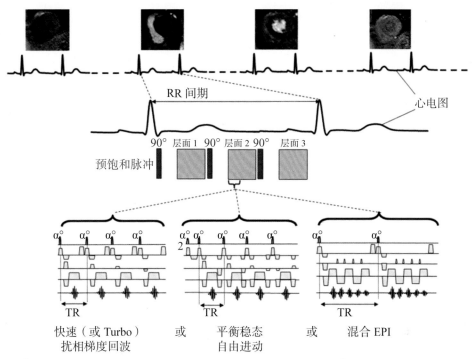

▲ 图 1–32　为了快速获取图像，DCE-MRI 心肌灌注成像通常采用快速（或 Turbo）扰相梯度回波、平衡稳态自由进动或平面回波成像脉冲序列

引自 J Cardiovasc Magn Reson. 2012 Sep 20; 14: 66.

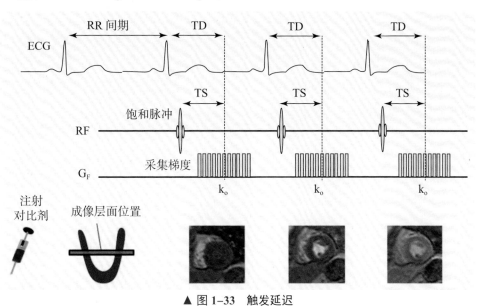

▲ 图 1–33　触发延迟

触发延迟（TD）为心电图 R 波到获取 k 空间中心线的时间（引自 J Cardiovasc Magn Reson. 2012 Sep 20; 14: 66.）

内膜边界的一过性信号缺失，很容易被误认为是真的心内膜下灌注缺损。这种伪影的典型特征是它仅持续少数几个心跳周期，bSSFP 更容易出现这种伪影。这与心肌运动、对比剂磁敏感伪影及部分容积效应等有关。

2. 早期钆增强和延迟钆增强

早期和延迟钆增强都是在 CMR 检查中广泛使用的简单、可靠的技术：静脉注射钆对比剂（0.1～0.2mmol/kg 的螯合钆），以缩短组织的 T1 时间，随后通过反转恢复技术获取心肌的 T1WI 图像。

早期钆增强（EGE）需要在注射对比剂后 5min 之内进行扫描，通常需要获取三个主要的长轴层面（四腔心、两腔心和三腔心）。延迟钆增强在注射对比剂 10min 后采集图像。

早期和延迟钆增强的临床应用包括检测左心室血栓（利用 EGE 或 LGE），检测心肌充血（利用 EGE），发现微血管阻塞（microvascular obstruction，MVO）并作为心肌无复流现象的证据（利用 EGE 或 LGE），评估心肌活性（LGE），检测心肌内非缺血性纤维化和瘢痕（利用 LGE）。

当注射钆对比剂时，如果灌注良好，对比剂可到达心肌细胞外间隙，降低 T1 时间。因此，在存在 MVO 的情况下，对比剂无法到达未灌注的心肌，因此在注射对比剂后 < 5min 的 EGE 成像中，MVO 区域的信号与周围正常灌注的心肌区域相比会降低，呈低信号。在 5～15min，由于对比剂的廓清，正常心肌的信号减弱，而在纤维化区域，对比剂渗出较慢，因此出现对比剂廓清延迟。对于 LGE，重要的是扫描时选择正确的反转时间，以最大限度地提高纤维化心肌与正常心肌信号对比的差异（图 1-34）。

对于 LGE 的评估，通常使用反转恢复、分段、快速（或 Turbo）梯度回波序列（IR-FGE）来获取图像。

该序列基于反转 RF 脉冲以提供 T1WI 检查，并选择适当的反转时间以最大化组织差异（图 1-35）。

EGE 扫描时，选择一个大约 440ms 的长 TI，可以将 MVO 组织的信号与正常心肌对比呈零信号；而对于 LGE，TI 必须在注射对比剂后 10min 采集，以便获得良好的对比图像：正常心肌没有信号呈黑色，而纤维化心肌呈明亮的高信号（图 1-36）。

为了找到合适的 TI 时间，需要注入对比剂后在 LGE 成像之前先扫描 TI Scout 序列（TI-Sweep Look Locker 模块），以评估后续 LGE 成像的最佳 TI。TI 会随着时间的推移而变化，因此需要随着图像的采集、时间的推移而经验性调整后续的 TI。例如，在图 1-36 的例子中，TI 在注射后 10min 是 300ms，但在注射后 15min 上升到 320ms。对比剂的动力学随时间而变化：正常心肌组织会有一个规律的对比剂流入和廓清阶段，而 MVO 和纤维化区域则会有一个延迟的对比剂流入和延长的廓清阶段。

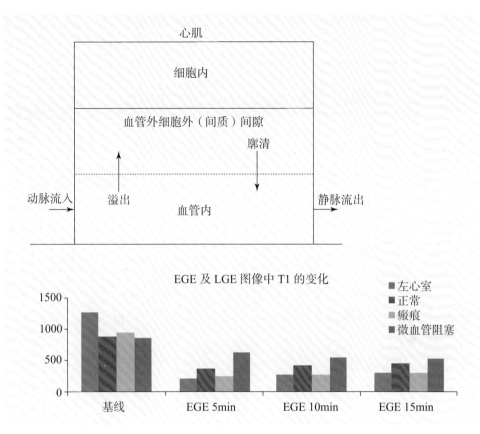

▲ 图 1-34　钆对比剂动力学及平扫、EGE 和 LGE 图像随注射对比剂时间 T1 的变化
引自 J Cardiovasc Magn Reson. 2012 Sep 20; 14: 66.

此外，由于对比剂在健康组织的扩散，对比剂到达 MVO 区较晚。

在 TI-Sweep Look Locker 模块中，TI 值在后续 LGE 图像扫描时逐次递增。设定的 TI 将决定所得到的图像的对比程度，需要扫描者准确识别能将正常心肌信号最低化的 TI。

IR-FGE 具有局限性，即错误的 TI 可能影响 LGE 图像质量。例如，由于错误选择 TI，导致正常心肌呈现灰色而不是黑色。为克服这一局限性，人们开发了一种新的序列：相位敏感反转恢复序列（phase-sensitive inversion recovery，PSIR）。此序列无须评估精确的 TI 即可采集 LGE 图像，因为该序列会评估纵向磁化的相对值，并重建信号强度以创建灰度等级，根据特定时间点的纵向磁化相对强度重建正常心肌和瘢痕之间的对比度差异（图 1-37）。

3. 磁共振血管造影

有三种不同的方法可以进行 MR 血管造影成像：①通过使用含钆对比剂来显

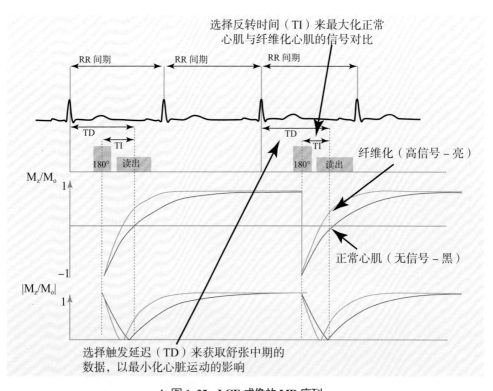

▲ 图 1–35　LGE 成像的 MR 序列

详述见正文，引自 J Cardiovasc Magn Reson. 2012 Sep 20; 14: 66.

示血管腔的对比剂增强 MR 血管造影；②在肾功能衰竭患者中避免使用含钆对比剂的 MR 血管造影；③用于评价冠状动脉的呼吸导航 MR 血管造影（该技术通过 ECG 触发以同步在舒张中期采集图像从而避免心脏运动的影响，并通过特殊的呼吸导航 RF 脉冲防止呼吸运动的影响，该脉冲能检测膈肌位置从而实现图像采集与呼吸周期同步）。

　　对于所有的 MR 血管成像方法，屏气可以防止与呼吸运动相关的伪影，但这限制了采集时间和可能的空间分辨率。

　　对比增强磁共振血管成像（contrast-enhanced MR angiography，CE-MRA）使用扰相梯度回波脉冲序列（GE SPGR，Philips FFE，Siemens FLASH）和钆对比剂。梯度回波序列的使用允许较短的 TR 时间和快速采集，而且血液可以显示为高信号。CE-MRA 使用 3D 采集，其中的一个扫描关键是对比剂注射后开始采集图像的时间点：必须在血液中对比剂浓度最高的时候采集图像。对正确图像采集时间的评估可以通过两种方法实现：①通过小剂量对比剂测量延迟时间（可以同时检验患者循环

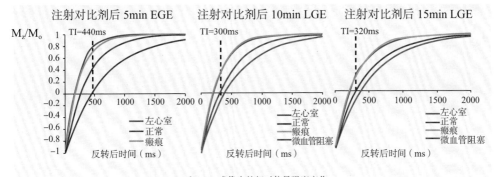

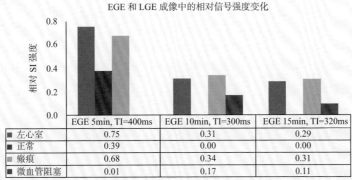

▲ 图 1-36　注射对比剂后，**EGE 和 LGE** 成像中的相对信号强度随扫描时间变化

引自 J Cardiovasc Magn Reson. 2012 Sep 20; 14: 66.

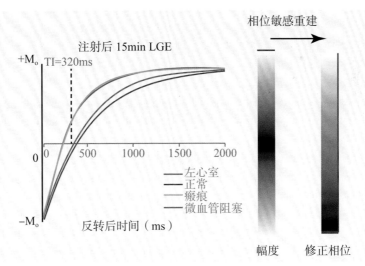

▲ 图 1-37　根据特定时间点纵向磁化强度的相对强度进行相位敏感反转恢复成像和相位敏感重建

引自 J Cardiovasc Magn Reson. 2012 Sep 20; 14: 66.

时间及静脉通道是否正常）；②使用动态采集（GE Fluoro-Triggered MRA，Philips BOLUSTRAL，Siemens CARE Bolus）实时监测进入感兴趣区域的对比剂，也称为透视触发法（图 1–38）。后一种方法 MR 系统连续监视感兴趣区域（region of interest，ROI）中的信号强度，在信号超过预定阈值时自动开始采集图像，也可以让扫描者监测对比剂到达目标血管后手动启动 MRA 的图像采集。

冠状动脉成像是 CMR 最具挑战性的检查之一，因为冠状动脉相对较小，同时需要避免来自心脏搏动和呼吸运动的伪影。最常见的序列是 3D 梯度回波脉冲序列，它在心电触发和呼吸门控支持下显示冠状动脉流动的血液呈相对增强的信号。在舒张期中期采集图像数据，以最大限度地减少与心脏运动相关的伪影（图 1–39A），同时使用导航仪回波实时监测膈肌位置实现在呼气末采集图像数据（图 1–39B）。

冠状动脉 MRA 成像需要 T2 准备脉冲、导航脉冲（图 1–39）和脂肪抑制脉冲，以抑制心肌相对于血液的信号（T2 准备脉冲）和来自心外膜脂肪的信号（脂肪抑制

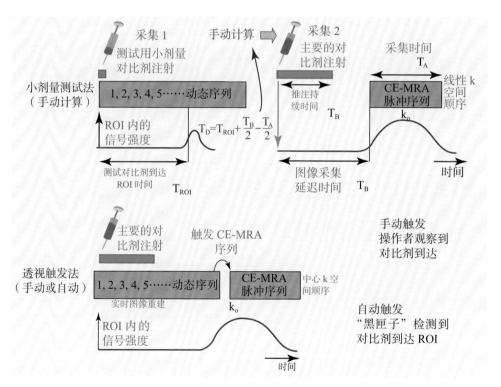

▲ 图 1–38　小剂量测试法与透视触发法比较

详述见正文，引自 J Cardiovasc Magn Reson. 2012 Sep 20; 14: 66.

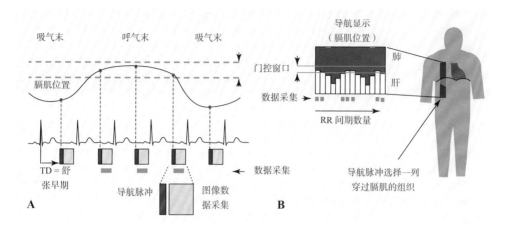

▲ 图 1-39　冠状动脉 MRA

A. 数据采集于舒张中期，以减少与心脏运动相关的伪影；B. 数据采集于呼气末期，使用导航仪回波实时监测膈肌位置（引自 J Cardiovasc Magn Reson. 2012 Sep 20; 14: 66.）

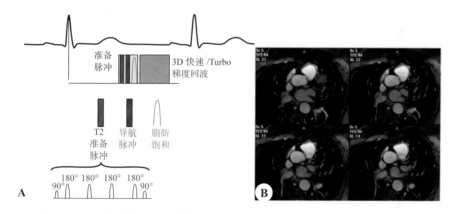

▲ 图 1-40　冠状动脉 MRA 成像需要 T2 准备脉冲、导航脉冲和脂肪抑制脉冲

以抑制心肌相对于血液的信号和来自心外膜脂肪的信号，用 3D 快速 /Turbo 梯度回波序列进行扫描（引自 J Cardiovasc Magn Reson. 2012 Sep 20; 14: 66.）

脉冲），用 3D 快速 /Turbo 梯度回波序列进行扫描（图 1-40）。

（七）相位对比技术

扰相梯度回波脉冲序列对于显示血液喷流特别有价值。在这些序列中，在指定时间 T 之后施加两个相等但相反的磁梯度（G）会导致运动血液的相位变化，该变化与所施加梯度的实体、两个相反梯度之间的时间和血流速度（v）成正比（图 1-41）。

在扰相梯度同波脉冲序列中，血液是亮的，但如果血流是湍流，如在血管狭窄

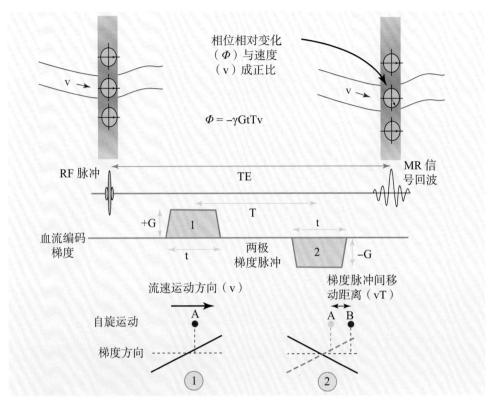

▲ 图 1-41　扰相梯度回波脉冲序列（血液呈高信号）

详述见正文，引自 J Cardiovasc Magn Reson.2012 Sep 20; 14: 66.

处（图 1-41）或血液反流的情况下，信号去相的存在将导致信号损失。这种信号损失导致血流束的低信号，这种低信号不仅受射流本身的强度的影响，而且还受 MR 成像参数和序列的影响（如长 TE 时间增大零信号区，缩短 TE 则缩小零信号区；与扰相梯度回波序列相比，bSSFP 序列显示的射流较小一些）。

这种扰相梯度回波序列的血流敏感特性可以用来检测血流速度。CMR 在与血流方向垂直的平面评估血流速度，而超声心动图是通过尽可能平行于血流方向的多普勒来评估血流速度。在相位编码序列中，MR 信号被用来计算每个像素的磁化信号（M）和相位信号（图 1-42），形成幅度图和相位图两幅图像。通过相位图减去与磁场不均匀（而不是由于运动）有关的相位图变化生成流速图。

灰阶设置中将静止态的组织在像素刻度中心设为灰色，因此正或负相位（对应相反的血流方向）被映射到更高或更低的像素强度。选择流量灵敏度，减去 180° 的

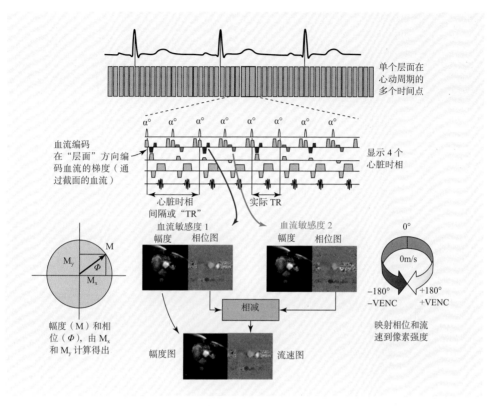

▲ 图 1-42 相位对比序列及相位和速度到像素强度的映射

引自 J Cardiovasc Magn Reson.2012 Sep 20; 14: 66.

相位差对应于预定义的最大流速或流速编码（velocity encoding，VENC）（图 1-42）。

在这些序列中，操作者选择最大可测量流速范围。VENC 的设置可以基于操作者的估计，也可以基于超声心动图已知的估计速度。在存在高于 VENC 编码速度的血流时，其信号被解释为负相位，并映射到较低像素显示（黑色信号），这种现象称为混叠（aliasing）。如果操作者设定了较低的 VENC 值，则会发生混叠（图 1-43）。

（八）磁共振加速技术概述

加速技术旨在通过减少 k 空间线的数量来减少图像采集时间。这些技巧很复杂，超出了当前章节的目的。最成熟的技术是并行成像，它可以通过线圈阵列单元的几何分布来恢复 k 空间欠采样造成的信息丢失。图 1-44 展示的是使用敏感性编码

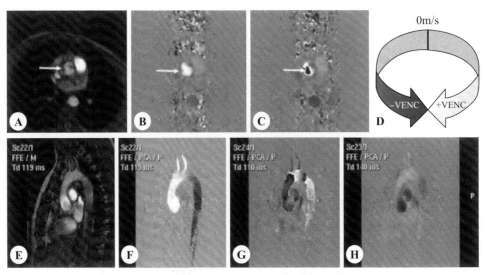

▲ 图 1-43　相位对比序列中的混叠现象

在存在高于 VENC 编码速度的血流时，其信号被解释为负相位，并映射到较低像素显示（黑色信号），这种现象称为混叠。如果操作者设定了较低的 VENC 值，则会发生混叠（混叠见 C，降主动脉见 F，升主动脉见 G）（引自 J Cardiovasc Magn Reson.2012 Sep 20; 14: 66.）

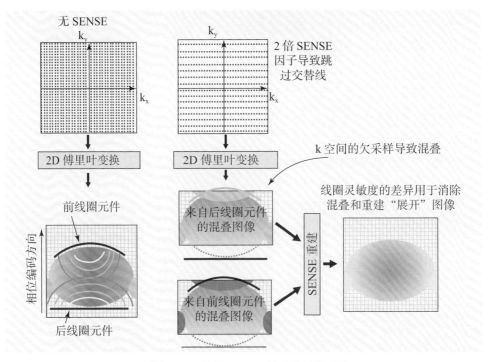

▲ 图 1-44　使用 SENSE 技术的并行成像

引自 J Cardiovasc Magn Reson.2012 Sep 20; 14: 66.

（sensitivity encoding，SENSE）技术的并行成像示例。

参 考 文 献

[1] Bruder O, Wagner A, Lombardi M, Schwitter J, van Rossum A, Pilz G, Nothnagelv D, Steen H, Petersen S, Nagel E, Prasad S, Schumm J, Greulich S, Cagnolo A, Monney P, Deluigi CC, Dill T, Frank H, Sabin G, Schneider S, Mahrholdt H. European Cardiovascular Magnetic Resonance (EuroCMR) registry – multi national results from 57 centers in 15 countries. J Cardiovasc Magn Reson. 2013;15:9. https://doi.org/10.1186/1532–429X-15–9.
[2] Ridgway JP. Cardiovascular magnetic resonance physics for clinicians: part I. J Cardiovasc Magn Reson. 2010;12:71. https://doi.org/10.1186/1532–429X-12–71.
[3] Biglands JD, Radjenovic A, Ridgway JP. Cardiovascular magnetic resonance physics for clinicians: part II. J Cardiovasc Magn Reson. 2012;14:66. https://doi.org/10.1186/1532–429X-14–66.
[4] van der Graaf AW, Bhagirath P, Ghoerbien S, Götte MJ. Cardiac magnetic resonance imaging: artefacts for clinicians. Neth Heart J. 2014;22(12):542–9. https://doi.org/10.1007/ s12471–014–0623–z.
[5] Mezrich R. A perspective on k-space. Radiology. 1995;195:297–315.
[6] Paschal CB, Morris HD. K-space in the clinic. J Magn Reson Imaging. 2004;19(2):145–59.

第 2 章　CMR 设备设置和磁共振安全
CMR Setup and Safety

王　颖　周　晖 **译**　廖伟华 **校**

一、CMR 设备设置

CMR 系统由三个主要电磁原件组成（图 2-1）。

- 一组主磁线圈。
- 三个梯度线圈。
- 一体式射频发射线圈。

主磁线圈产生强大、恒定的磁场。主磁场（B_0）强度的单位为特斯拉（T），1T 等于地球磁场的 20 000 倍。商业生产的在临床正常运行的磁共振系统的场强范围为 0.2～3.0T，而心脏成像最常见的场强为 1.5T（约为地球磁场的 30 000 倍）。通常，主磁场由超导磁体产生，该磁体由承载高电流的几个圆形磁体线圈和多匝导线（绕组）组成。绕组线圈由冷却至液氦温度（约 4K 或 –269℃）时变为超导性能的材料制成。它们被浸入含液氦的容器（低温恒温器）中，容器周围有两个真空层，以降低液氦的蒸发率。低温恒温器在磁体中心孔（患者进入磁体的孔洞）两端各有一个开口，检查时患者位于磁体的中心孔内（图 2-1A）。磁体线圈可以在患者所在的中心产生高度均匀的磁场，通常这个球形区域直径在 45～50cm，称为各向同性的容积。磁场的均匀性可以通过被动匀场和主动匀场来维持，前者指在安装磁体时，将小钢片放在磁体孔内部以改变磁场，使其具有最佳均匀性，后者则通过使用附加电磁线圈产生的小磁场来对主磁场进行补偿（如通过梯度线圈或专用匀场线圈）。强磁场是一种持续存在的潜在危险，一旦磁体被激活，则一直处于开启状态，应采取安全措施（见下文）。

参考坐标轴为 z（平行于 B_0 的方向）、x 和 y（图 2–1B）。

三个梯度线圈产生一个梯度磁场，该磁场可以快速打开和关闭，并叠加到 B_0 上，使其强度沿施加的梯度场的方向变化，从而实现信号定位和选择感兴趣区域进行研究。梯度磁场的强度以毫特斯拉 / 米（mT/m）为单位进行测量。梯度磁场在主磁场内快速切换（会引起检查患者的神经刺激）。这样快速的变化会产生梯度线圈振动，从而导致与 CMR 相关的巨大噪音，因此需要为患者提供听力保护。

射频发射线圈安装在梯度线圈内部，并产生一个名为 B_1 的射频磁场，可以选择激发身体不同层面进行检查。这种射频在兆赫范围内以特定的频率振荡（拉莫尔频率，见下文），其准确值由主磁体的标称场强确定。CMR 的最常见的三种场强的共

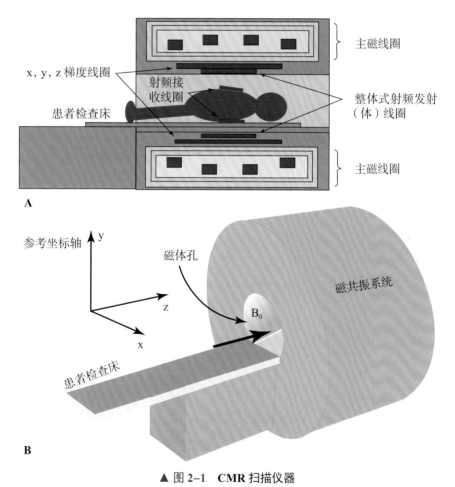

▲ 图 2–1　CMR 扫描仪器

公开来源，引自 J Cardiovasc Magn Reson. 2010 Nov 30; 12: 71.

振频率分别为 1.0T 的 42.6MHz、1.5T 的 63.9MHz 和 3.0T 的 127.8MHz。

拉莫尔频率的射频能够激发组织氢核，当回到基础状态时，这些组织氢核在返回到基础状态时以射频信号的形式重新发射能量。

射频可能引起身体发热。因此射频能量吸收率受到严密监控，其以比吸收率（specific absorption rate，SAR）为表示，比吸收率单位为 W/kg。

对于心脏成像，单独的接收器线圈能使来自心脏的信号[2] 最大化。MR 信号小，接收器线圈中感应的电压通常以微伏为单位测量，因此它对干扰非常敏感。

CMR 扫描的主要制造商如下。

- 通用电气（GE）www.gehealthcare.com。
- 飞利浦（Philips）www.medical.philips.com。
- 西门子（Siemens）www.healthcare. siemens.com。
- 东芝（Toshiba）www.toshibamedicalsystems.com。

二、安全问题

射频可能对 CMR 信号产生干扰，可以通过射频屏蔽（法拉第罩）将可能的环境射频干扰与磁体组件和患者检查床进行隔离。

进入 CMR 检查室的通道应在进入患者等待区和需要控制的区域（准备室、控制室和设备室等）相应的门外设置特定标志（图 2-2）。进入控制区域的人员仅限于经过授权的工作人员和经过磁共振安全筛查的患者。主磁体和患者检查床位于放置磁体的检查室内（图 2-2）。

放置磁体的房间（磁体室）由射频屏蔽罩防护，射频屏蔽罩由铜或铝板制成，以屏蔽外部射频干扰。同时，为避免对主磁体产生抛射效应，铁磁材料进入磁体室

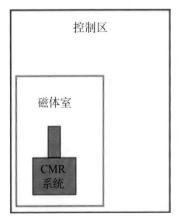

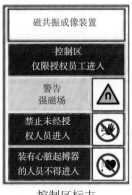

◀ 图 2-2　MRI 单元：CMR 系统、磁室和控制区

也应受到限制，磁体室内不允许使用铁磁材料。此外，CMR 检查时应关闭磁体室的门。主磁体能够在其中心产生强磁场，在外部也能产生边缘磁场。基于此，普通人群应待在 0.5mT 阈值之外的区域，并且应明确界定这个区域的范围，以避免可能对起搏器产生干扰。铁磁性物体进入检查室应受到严格的控制和限制，以屏蔽可能存在的铁磁性物体，因为这些物体可能通过主磁铁的吸引而成为抛射物导致安全事故。磁场会损坏信用卡、手机和手表等物品，此类物品应慎重检查、避免带入磁体房中。

尽管存在与恒定强磁场相关的潜在安全风险（1.5T CMR 系统的基础静磁场约为地球磁场的 30 000 倍），但只有少数的事故被报道，主要是强磁场导致起搏器故障和一些铁磁物体抛射事故。安全非常重要，只有严格遵循了磁共振安全的预防措施，CMR 检查室才能保障是安全的。

（一）CMR：磁共振安全

如果采取了特定的预防措施，在持续强磁场下进行 CMR 检查整体上是安全的。至少已报道了 15 例因 MR 扫描导致的致命事故（主要与使用心脏起搏器有关，其中包括 10 例植入性心脏起搏器、2 例使用胰岛素泵、1 例使用神经刺激器、1 例使用动脉瘤夹和 1 名儿童由于抛射效应被氧气瓶击中而死亡）。其他严重事故与电线烧伤和铁磁抛射造成的伤害有关。此外，快速切换磁场梯度会产生高达 120dB 的噪声，所以为了防止听力损失，听力保护是强制性的。

基于此，必须对患者进行筛查，以评估 MR 扫描的潜在禁忌证。通常此类筛查通过问卷进行（可在 www.mrisafety.com 网站上找到和下载免费的磁共振安全筛查问卷）。

为了掌握 MR 扫描的潜在禁忌证，重要的是知晓 CMR 扫描设备的潜在风险（表 2-1），如下所述。

表 2-1　CMR 检查室的潜在风险

原　因	范　围	潜 在 风 险
主磁场（一直存在）	0.5～3T	铁磁性植入物和物体上的磁力和扭矩
梯度场（图像采集期间）	• ＜80mT/m • ＜200mT/（m・ms）	• 巨大噪声 • 周围神经刺激 • 植入物中的诱导电压
射频	• 21～128MHz •（42MHz/T） • ＜20kW 峰值	• 射频引起的烧伤（长的植入物、长电线和线圈、大线圈） • 对主动性植入物和装置的干扰
对比剂	钆类	• 过敏反应（注意镍和其他金属材料的过敏反应） • 肾源性系统性纤维化

- 体内金属物体的导弹效应和位移。MR 扫描设备产生一个强大的恒定磁场，能吸引铁磁性物体，可能会产生导弹样的后果（铁磁性物体可能会被快速吸附到主磁体上）；出于同样的原因，体内的金属物体可能会因此移动并造成伤害（尤其是对于大脑和眼睛）。
- 梯度磁场变化（会产生噪声和周围神经刺激）。
- 射频的热效应和干扰。

　　MR 扫描仪在运行时通常会产生噪声，噪声可以达到 115dB 及以上。这种噪声是由不断变化的梯度磁场产生的。因此，为防止暂时性和永久性听力损失，必须进行听力保护。射频是产生热效应的原因。因此，磁共振行业内把单位时间内单位质量的物质吸收的电磁辐射能量命名为 SAR（比吸收率），并对其进行监测。在正常操作模式下，全身 SAR 上限为 2W/kg，头部 SAR 上限为 3.2W/kg。在一级受控运行模式下，全身 SAR < 4W/kg。

　　长的导线和植入物是可能导致局部组织强烈发热的原因。据报道，神经刺激器的脑内电极局部发热曾引起了一起损伤事故。2010 年，一名瑞士患者因穿着带有金属纤维的衣服而导致双臂皮肤严重烧伤。因此，避免皮肤接触金属物体是非常重要的，尤其是避免接触具有环形、几何形状的导电材料。在 MR 检查期间，皮肤上的文身因含有导电成分也可能会引起发热。

　　MR 扫描最常见的禁忌证是存在非 MR 兼容的植入设备。

　　2005 年，美国测试与材料国际协会为磁室中的物品创建了一个特定的标签，以解决物品的安全性问题（图 2–3）。

- MR Unsafe：MR 不安全。
- MR Conditional：特定条件下 MR 安全。
- MR Safe：MR 安全。

　　如果没有加标签的物品，则应假定该物品是不安全的。

　　该在线数据库（www.mrisafety.com）可用于评估装置（如血管支架）的磁共振兼容性，制造商根据他们产品说明书中的磁共振兼容性来进行相应装置的 MR 标记。

　　对装有心脏起搏器和植入式除颤仪的患者进行 CMR 扫描的相关内容将在第 14 章中讨论。

（二）CMR：磁共振对比剂

　　在 MR 中，常见的对比剂是含钆对比剂（gadolinium-based contrast agent，GBCA）。尽管对 GBCA 的过敏反应很少见（< 0.2%），对于已知有过敏史的患者仍需要预防性用药，对金属（如镍）过敏的患者也应特别关注。

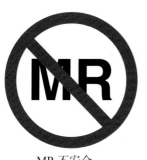
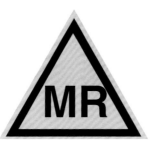

◀ 图 2-3　美国国际材料与试验协会的 MR 安全标识

MR 不安全　　　　　　　在特定条件下 MR 安全

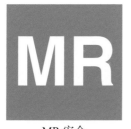 或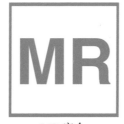

MR 安全　　　　　　　　MR 安全

肾源性系统性纤维化（nephrogenic systemic fibrosis，NSF）这一罕见疾病已被认为与使用含钆对比剂有关。第 1 例 NSF 病例在 1997 年被报道，该综合征的特点是出现大面积皮肤硬化并伴有纤维化结节和斑块，疾病晚期呈渐进性发展，累及关节、眼睛和内脏器官。NSF 可在数天和数周内进展。约 5% 的患者病情呈暴发式进展。2006 年，人们发现 NSF 与 GBCA 给药有关。

已报道的 NSF 仅发生在严重肾功能不全 [eGFR < 30ml/(min·1.73m^2)] 或接受血液透析的患者。对于疑似 NSF 病例，可以通过皮肤活检确诊。这种疾病没有有效的治疗方法。幸运的是，在采纳了下述专家共识的建议之后，2008 年以后没有报道过新发病例。

发生 NSF 这一综合征的风险被认为可能与对比剂释放钆有关，尤其是线性的钆螯合物。螯合物的结构和与钆键结合的特性都影响试剂的稳定性。离子键比非离子键具有更高的稳定性，大环结构的羧酸盐比线性键稳定得多。非离子线型化合物预期的动力学稳定性最低，其次是离子线型、非离子大环型和离子大环型。在临床上常用在 MRI 诊断的 9 种 GBCA 中，钆双胺（Omniscan）和钆弗塞胺（OptiMARK）是非离子线型，而钆磷维塞三钠（Ablavar）、钆塞酸（Eovist）、钆喷酸葡胺（Magnevist）和钆贝葡胺（MultiHance）是离子线型。钆布醇（Gadovist）和钆特醇（ProHance）为非离子大环型，钆特酸葡胺（Dotarem）为离子大环型（图 2-4）。

线性含钆对比剂（毒性风险较高）

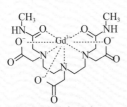 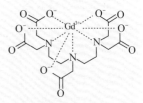

钆双胺（商品名：Omniscan®；厂家：Amersham）　　钆弗塞胺（商品名：OptiMARK®；厂家：Mallinckrodt）　　钆喷酸葡胺（商品名：Magnevist®；厂家：Schering）

大环类含钆对比剂（毒性风险较低）

钆特酸葡胺（商品名：Dotarem®；厂家：Guerbet）　　钆特醇（商品名：ProHance®；厂家：Bracco）　　钆布醇（商品名：Gadovist®；厂家：Schering）

▲ 图 2-4　线性与大环类钆螯合物

美国国家科学基金会国际研究中心（International Center for National Science Foundation Research，ICNSFR）已纳入 335 例经组织学确诊的 NSF 病例。在肾功能正常或慢性肾病（chronic kidney disease，CKD）1～3 期患者中没有 1 例病例报道。

欧洲药品管理局(European Medic-ines Agency, EMA)人用药品委员会(Committee for Medicinal Products in Human Use，CHMP ） 和 欧 洲 泌 尿 放 射 学 会 （European Society of Urogenital Radiology，ESUR）已于 2009 年根据转化理论指定了风险类别（图 2-5)。

建议如下（所有患者都应进行肾功能筛查）。

*** 高风险：钆弗塞胺（OptiMARK）、钆双胺（Omniscan）和钆喷酸葡胺（Magnevist、Magnegita 和 Gado-MRT-ratiopharm ）

** 中等风险：钆磷维塞三钠（Vasovist）、钆塞酸二钠盐（Primovist）和钆贝葡胺（MultiHance ）

* 低风险：钆特酸葡胺（Dotarem）、钆特醇（ProHance）和钆布醇（Gadovist）

▲ 图 2-5　NSF 的 GBCA 风险分类(括号内为对比剂商品名)

1. 高风险的 GBCA 对比剂

重度肾功能不全［eGFR ＜ 30ml/(min · 1.73m^2)］、近期准备接受或已经接受肝移植患者和＜ 4 周肾脏未发育成熟的婴儿应避免使用高风险的 GBCA 对比剂，对中度肾功能不全［eGFR31～59ml/(min · 1.73m^2)］和＜ 1 岁儿童使用最小推荐剂量，并在两次 GBCA 增强 MR 扫描之间间隔 7 天；应停止母乳喂养至少 24h。

2. 中低风险的 GBCA 对比剂

对重度肾功能不全［eGFR ＜ 30ml/(min · 1.73m^2)］及近期准备接受或已经接受肝移植的患者，使用中、低风险的 GBCA 对比剂进行警示和风险告知；严重肾病患者和＜ 1 岁儿童使用最低推荐剂量，并在两次 GBCA 增强 MR 扫描之间间隔 7 天；停止母乳喂养至少 24h。

MR 报告中应书写 GBCA 对比剂的剂量和类型。新发的或疑似 NSF 病例应报告给当地的医疗保健机构。

美国食品药品管理局（Food and Drug Administration，FDA）根据钆对比剂的类别提出了相应的建议，对于患有严重肾病、慢性肾病加重或急性肾损伤的患者，钆喷酸葡胺、钆双胺和钆弗塞胺被列为禁忌证。FDA 证实了肾功能正常的患者中没有发生 NSF 的情况。在急性肾损伤的情况下，eGRF 可能无法可靠地评估肾功能。

2017 年 7 月，欧洲药品管理局（European Medicines Agency，EMA）在对重复注射含钆对比剂后脑和其他组织中钆沉积的现有证据进行科学审查后，发布了最终文件。

EMA 人用医药产品委员会确认了这些建议，根据一项审查发现，使用含钆对比剂后脑组织中会发生钆沉积。主要结论总结如下所述。

- 目前没有证据表明大脑中的钆沉积会对患者造成伤害。
- 为了防止可能与钆在脑组织沉积相关的任何风险，EMA 已建议了一些使用某些静脉注射线型 GBCA 的限制条件。
- 静脉注射线型钆塞酸和钆贝酸可被肝脏吸收，能满足重要的诊断需要，可继续用于肝脏扫描。此外，因为用于关节注射的钆剂量非常低，钆喷酸关节腔（关节内）给药可继续用于关节扫描。
- 所有其他静脉注射线型对比剂（钆双胺、钆喷酸和钆弗塞胺）在欧盟范围内应暂停使用。
- 大环型含钆对比剂（钆布醇、钆特酸和钆特醇）比线性钆对比剂更稳定，释放钆的倾向更低。这些产品可以继续用于它们目前的适应证，但只有在必须增强扫描时使用，在保证图像强化充分的同时尽可能用最低的剂量。

表 2-2 总结了对每种对比剂的具体建议。

表 2-2　2017 年 7 月 EMA 发布钆类对比剂的使用建议

产　品	形　式	建　议
Artirem/Dotarem（钆特酸葡胺）	大环型（静脉注射）	继续使用
	大环型（关节内注射）	继续使用
Gadovist（钆布醇）	大环型（静脉注射）	继续使用
Magnevist（钆喷酸葡胺）	线型（关节内注射）	继续使用
	线型（静脉注射）	暂停使用
MultiHance（钆贝葡胺）	线型（静脉注射）	仅限用于肝脏增强扫描
Omniscan（钆双胺）	线型（静脉注射）	暂停使用
OptiMARK（钆弗塞胺）	线型（静脉注射）	暂停使用
Primovist（钆塞酸二钠葡胺）	线型（静脉注射）	继续使用
ProHance（钆特醇）	大环型（静脉注射）	继续使用

相比之下，FDA 发现，迄今为止 CMR 中含钆对比剂脑沉积并没有任何有害影响，其审查仍在继续，并且并未限制使用任何目前已经批准的对比剂，其中包括线型对比剂。

（三）CMR 检查禁忌证

CMR 扫描常见的禁忌证如下所述。

- MR 不兼容的旧式心脏起搏器和植入式心脏除颤器。
- 眼内金属异物。
- 深部脑刺激器。
- 脑动脉瘤夹。
- 人工耳蜗。
- 磁性种植义齿。
- 幽闭恐惧症（高达 5% 的患者）。
- 晚期肾功能衰竭和透析患者。

表 2-3 总结了目前 CMR 的禁忌证。

表 2-3　CMR 的绝对禁忌证和相对禁忌证

绝对禁忌证（不能进行 MR 扫描）
- 带有 MR 兼容性不明的有源设备、铁磁植入物或情况不明的动脉瘤夹
- 位于眼睛内 [a] 或邻近敏感组织（大的神经或血管）的金属碎片
- 体内有任何已知 MR 不安全的植入物

相对禁忌证（在风险 / 收益评估和签署书面知情同意后可以进行 MR 扫描）
- 未经 MR 兼容性测试的有源设备（大多数起搏器、ICD、胰岛素泵、神经刺激器，背痛刺激器）
- 可拆卸设备（如助听器、输液泵）[b]
- 长导线或管道（>15cm 有被射频灼伤的风险），尤其是在接近射频体圈的情况下
- 幽闭恐惧症

a. 如果情况不明，则进行眼眶 X 线检查
b. 进入 MR 扫描室前必须取下这些可拆卸设备

总之，为保障转诊来做 CMR 检查的患者安全，要注意以下安全问题。
- 排除所有可能的禁忌证（在预先指定的问卷上进行提问筛查）。
- 患者在进入 CMR 扫描室前应去身上所有金属物品（避免扫描中铁磁物体的抛射效应）。
- 如果使用钆对比剂，应评估肾功能（严重肾功能损害的相对禁忌证或采取预防措施）。
- 使用静脉输液管。
- 使用特定的 MR 兼容的电极片和导线进行心电监控。
- 使用特定的耳机或声学保护装置。

根据采用的序列，CMR 检查持续时间可能为 20～40min。CMR 检查室必须在任何时候均应该准备好除颤器、急救所需的所有药物，同时 CMR 扫描者须具有足够的基本和高级生命支持专业知识。

三、CMR 设备和安全要点

- 主磁场始终存在，需要采取预防吸引铁磁性物体相关的措施。
- 应对患者可能存在的 CMR 禁忌证进行安全筛查。
- CMR 绝对禁忌证中的常见装置包括大多数的起搏器、植入式心脏除颤器（但现在 MR 兼容的心脏起搏器和 ICD 越来越多了）、胰岛素泵和眼睛中的金属异物。
- 不属于 CMR 禁忌证的常见装置包括大多数金属心脏瓣膜、冠状动脉支架、人工关节、胸骨钢丝、义齿和心脏手术闭合装置。
- 如果对设备在 CMR 环境中的安全性有疑问，请查阅 www.MRIsafety.com 网站和设备说明手册。

参 考 文 献

[1] Expert Panel on MR Safety, Kanal E, Barkovich AJ, Bell C, et al. ACR guidance document on MR safe practices: 2013. J Magn Reson Imaging. 2013;37:501–30.

[2] ASTM Standard F2503–13. Standard practice for marking medical devices and other items for safety in magnetic resonance environments. ASTM International, West Conshohocken, PA. 2013. https://doi.org/10.1520/F2503., www. astm.org.

[3] MHRA safety guidelines for magnetic resonance imaging equipment in clinical use. https:// www.gov.uk/government/ publications/safety-guidelinesfor-magnetic-resonance-imaging-equipment-in-clinical-use.

[4] MRI Safety.com. http://www.mrisafety.com/TheList_search.asp.

[5] Schwitter J. CMR update 2012. Juerg Schwitter, Lausanne, Switzerland.

[6] ACCF/ACR/AHA/NASCI/SCMR 2010 expert consensus document on cardiovascular magnetic resonance: a report of the American College of Cardiology Foundation Task Force on Expert Consensus Documents. J Am Coll Cardiol. 2010;55:2614–62.

[7] Levine GN, Gomes AS, Arai AE, et al. Safety of magnetic resonance imaging in patients with cardiovascular devices: an American Heart Association scientific statement from the Committee on Diagnostic and Interventional Cardiac Catheterization, Council on Clinical Cardiology, and the Council on Cardiovascular Radiology and Intervention: endorsed by the American College of Cardiology Foundation, the North American Society for Cardiac Imaging, and the Society for Cardiovascular Magnetic Resonance. Circulation. 2007;116:2878–91.

[8] Pennell DJ, Sechtem UP, Higgins CB, et al. Clinical indications for cardiovascular magnetic resonance (CMR): Consensus Panel report. Eur Heart J. 2004;25:1940–65.

[9] Sawyer-Glover A, Shellock FG. Pre-MRI procedure screening: recommendations and safety considerations for biomedical implants and devices. J Magn Resonan Imag. 2000;12:510.

[10] Plein S, Greenwood J, Ridgway J. Cardiova-scular MR manual. Springer 2015.

[11] EMA opinion and recommendations on the use of gadolinium contrast agents. http://www. ema.europa.eu/docs/en_ GB/document_library/Referrals_document/gadolinium_contrast_ agents_31/Opinion_provided_by_Committee_ for_Medicinal_Products_for_Human_Use/ WC500231824.pdf.

第3章 CMR 检查方法
CMR Methodology

周 晖 黎 格 唐海雄 **译** 廖伟华 **校**

一、转诊和患者准备工作

良好的转诊对于制订心脏磁共振检查计划很重要（图 3-1）。CMR 检查方法的补充阅读资料可在参考书目中找到 [1-6]。转诊重点考虑以下事项。

- 患者的人口统计数据（性别、年龄）。
- 患者个体资料（体重和身高、妊娠状况、肾功能、过敏史、有无心律失常）。
- 可能的禁忌证和携带装置的详细报告。
- CMR 的临床适应证、目前的临床资料和使用的设备信息。

良好的转诊可以识别出不适合做 CMR 检查的患者（如过度肥胖患者）或可能需要 CMR 检查前做特殊准备的患者。

图 3-1 很好地总结了一个 CMR 检查转诊的基本要素（例如，为了更好地控制心律失常可以推迟 CMR 检查，对幽闭恐惧症患者可以考虑进行俯卧位扫描或镇静，CMR 扫描后需对使用起搏器和除颤器的患者进行装置调控和重新检测）。

基于以下步骤进行 CMR 扫描前患者准备。

- 完成 CMR 检查筛查表，以评估最终是否适合进行 CMR 检查。
- 告知患者 CMR 检查的方式（噪声是正常的，并提供屏气指导）。
- 为了以避免 MR 扫描中可能存在任何金属物体 / 材料，要求患者更换医院的检查服。
- 如果需要增强，采用静脉注射对比剂。
- 将磁共振兼容的心电图电极置于患者前胸部适当的位置。

CMR 转诊评估表

患者姓名：
出生日期：
身高：
体重：
肾功能（最近的肌酐和 eGFR）：

起搏器 / 除颤器，如果存在，请具体说明：	是	否
植入物，如果存在，请具体说明：	是	否
眼睛中的金属（如有疑问，请考虑眼眶 X 线检查）	是	否
动脉瘤夹 / 脑部手术	是	否
怀孕	是	否
哮喘	是	否
过敏，如果存在，请具体说明：	是	否
之前对磁共振对比剂的反应	是	否
幽闭恐惧症	是	否
心律失常，如果存在，请具体说明：	是	否

临床诊断：
与诊断和此次 CMR 检查相关的临床和携带装置的信息：
此次 CMR 检查的具体临床问题：

▲ 图 3-1　CMR 转诊表的基本要素

- 将相位阵列线圈和呼吸传感器置于患者的胸部。
- 若准备进行负荷灌注，建议使用血压袖带进行血压监测。
- 提供头戴式耳机和耳塞对患者进行听力保护，同时便于检查期间交流。

　　小心地让患者缓慢进入磁体孔，进入磁体孔时嘱患者闭上眼睛可能可以减少幽闭恐惧症的感觉。应把 CMR 检查的感兴趣区放置于磁体的中心，以确保最好的信号均匀性。

　　CMR 检查必须克服几个挑战：心脏搏动、呼吸运动和血液流动。正确的心电监测对于获取良好的图像至关重要。

　　心电图和"良好的心电信号"对于 CMR 与心脏周期的正确同步的数据采集至关重要。在目前的 CMR 临床实践中，心脏运动是通过使用心电门控 / 触发技术来处理的。目前使用以下两种技术（图 3-2）。

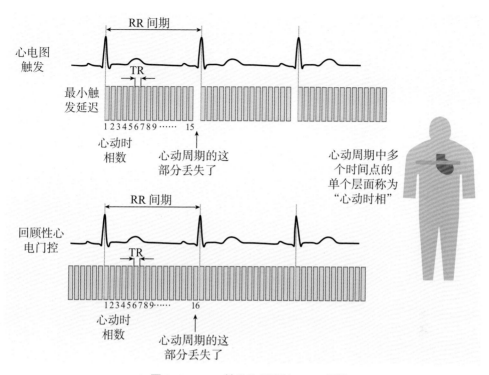

▲ 图 3-2 ECG 触发和回顾性 ECG 门控

公开来源，引自 Ridgway Journal of Cardiovascular Magnetic Resonance 2010, 12: 71.

- 前瞻性触发，在预先指定的心电图触发（QRS 的 R 波）定义延迟后获得的 MR 数据，以便在心脏运动相对静止的舒张中期采集数据，从而避免心脏运动对图像质量的影响。

- 回顾性门控，连续记录和回顾性的选择心动周期，不会丢失接近 R 波的心动周期的最后部分。它可以在 RR 间期的微小变化下实施。

对于心律失常和持续 RR 间期变化的患者，可以通过"心律失常排斥"的选项来校正可变 RR 时间，有两种方法：①使用心电图触发；②以牺牲时间和空间分辨率为代价进行实时采集。

心电信号对于良好的心脏同步化图像采集非常重要。前胸部贴电极片区域的皮肤准备要很仔细，其中包括：①剃除胸毛；②清洁皮肤。

在磁共振扫描床上，ECG 电极应放置在患者上半身左侧（图 3-3）。通常检测四导联的 ECG 信号以减小静磁场对 ECG 信号的影响。电极定位的建议因可用的触发模块不同（非无线与无线）而存在差异。非无线触发模块的推荐引线位置如图3-3所示，并根据以下指南进行设置。

- 白色电极置于左侧胸骨旁第1肋间隙。
- 绿色电极置于左侧胸骨旁剑突水平。
- 患者左侧的红色电极，与绿色电极水平对齐。
- 黑色电极位于绿色电极附近。
- 白色、红色和绿色电极构成90°。
- 白色、绿色电极距离为15cm。
- 红色、绿色剪辑距离为15cm。

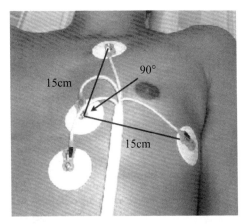

▲ 图3-3 MR 环境中非无线触发模块的 ECG 监控

这种放置方式可优化信号（避免放置过远，以免干扰 MR 环境），并避免形成可能利于发热和灼伤的环路（电极和电缆不应成为射频天线）。使用 MR 安全电极及高阻抗 ECG 导联代替传统的低阻抗导联，可将灼伤的风险降至最低。此外，心电电缆应尽可能短，新一代磁共振设备采用光纤引线或无线连接进行信号传输。由于以上这些原因，为避免射频导致灼伤的风险，CMR 检查应只使用 MR 供应商提供的特定 ECG 电极和 ECG 电缆。

所有与触发相关的参数都是根据输入的心率得出的。确保输入的心率与患者的实际心率相匹配是至关重要的。

临床医生应铭记于心的是，CMR 记录的 ECG 信号不能用于常规的 ECG 评估，因为 ECG 信号受到电磁场干扰和磁流体动力效应的影响和干扰。磁流体力学效应是由磁场中血管中的血液流动引起的。因为血液是一种导电流体，所以产生的电压垂直于磁力线和血液流动方向。这种干扰在心脏收缩期更为明显，可能会影响 ST 段和 T 波的形态，从而导致心电轨迹的异常失真。

二、CMR 扫描方案

CMR 基本的初步评估包括定位扫描或探测扫描，以确定心脏在胸部的位置。这种评价是在低分辨率图像的三个标准正交平面(矢状面、冠状面和横断面)上进行的。

（一）定位图像和平面

初始图像采集使用自旋回波或梯度回波技术，在三个标准正交平面（矢状面、冠状面和横断面）获得分辨率较低的图像，这些图像是在自由呼吸期间采集的，并且没有 ECG 同步（因此此类图像容易出现伪影）。这样的图像被称为定位像或预扫描（图 3-4），可以用来确认位于磁体中心的患者正确的心脏位置、正确的 RF 接收线圈的位置，以及打开适当的阵列线圈。

定位像或预扫描

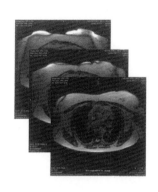
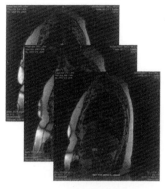
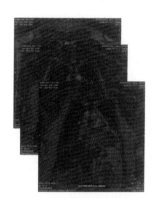

横断位低分辨率
定位像组图

矢状位低分辨率
定位像组图

冠状位低分辨率
定位像组图

▲ 图 3-4　定位扫描或探测扫描

第二步是通过冠状面和矢状面定位图像集获取自旋回波或梯度回波低分辨率的横断位图像，范围包括从膈肌水平到主动脉弓上方（图 3-5）。再利用所得到的横断位图像来获得心脏长轴图像。在横断位心室中间层面沿心底二尖瓣中心到心尖的长轴切开左心室就可以得到垂直长轴（vertical long-axis，VLA）的图像，并利用电影序列进行 VLA 层面的扫描（图 3-5）。

在 VLA 层面电影的舒张末期，沿二尖瓣中心到心尖的连线扫描可以获得水平长轴（horizontal long-axis，HLA）电影图像（图 3-6）。

然后，在室间隔中部层面设置同时与 VLA、HLA 房室（atrioventricular，AV）环平行的扫描方位，可以获得心脏短轴（short-axis，SA）的电影图像（图 3-7A）。

我们可以通过在 SA 及 VLA 两组图像上定位，在前侧壁和下间隔壁水平切割 SA 图像，避开左心室流出道（left ventricular outflow tract，LVOT），同时沿二尖瓣中心到心尖穿过左心室（left ventricle，LV）长轴切割 VLA（图 3-7B），即可获得长轴四腔心（4CH）电影图像。

同样可以通过在 SA 及 VLA 两组图像上定位，在 LV 前壁和下壁水平切割 SA 图像来获取长轴两腔心（2CH）电影图像；沿左心室长轴（二尖瓣中心到心尖）穿过左

横断位图像集

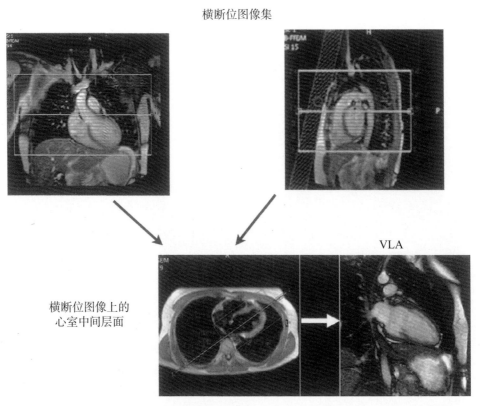

横断位图像上的
心室中间层面

VLA

▲ 图 3-5　横断位图像集及通过横断位图像上的心室中间层面获得的垂直长轴图像

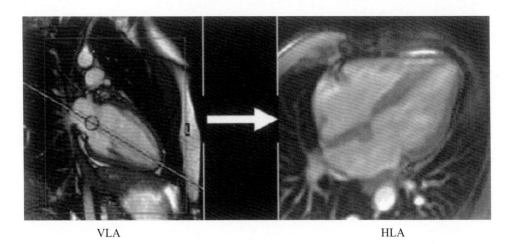

VLA

HLA

▲ 图 3-6　垂直长轴和水平长轴

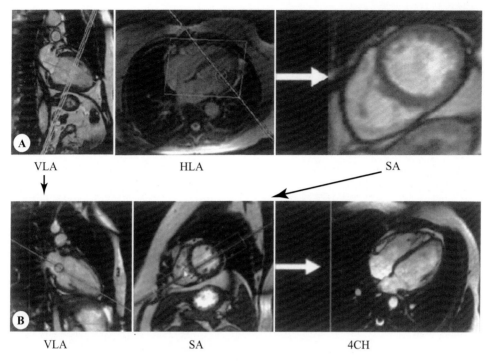

▲ 图 3-7　获得心室的短轴切面（A）和真正的四腔心切面（B）的方法

心室心尖部切割 HLA，即可获得真正的 2CH 电影图像（图 3-8）。

切割 VLA 和 4CH 电影图像中的 LV，范围从房室沟至心尖部，即可获得一组 SA 电影图像（平行切面需覆盖整个 LV，通常层厚 6～10mm，层间距 0～4mm，层厚 + 层间距 =10mm，时间分辨率＜ 45ms）（图 3-9）。利用 SA 电影图像可以对 LV 和右心室（right ventricle，RV）进行心室体积和心肌质量的定量分析。

可以通过切割 SA 基底部包括主动脉起源的层面舒张末期图像获得 LVOT 或称为三腔心（3CH）的电影图像（图 3-10A），切面将主动脉和 LVOT 均等分割。这种 LVOT 切面与超声心动图胸骨旁长轴切面相似。通过主动脉瓣中心将左心室流出道电影图像均等分割，可以获得 90° 的 LVOT 或称为冠状位的 LVOT（图 3-10B）。

在横断面 T1WI 黑血图像（或亮血定位像）肺动脉分叉处将肺动脉干均等分割可获得右心室流出道（right ventricular outflow tract，RVOT）切面（图 3-10C）。

（二）解剖学及形态学成像

心脏磁共振解剖成像通常通过自旋回波脉冲序列获得图像对比度，该序列可以是 T1WI 图像或 T2WI 图像。

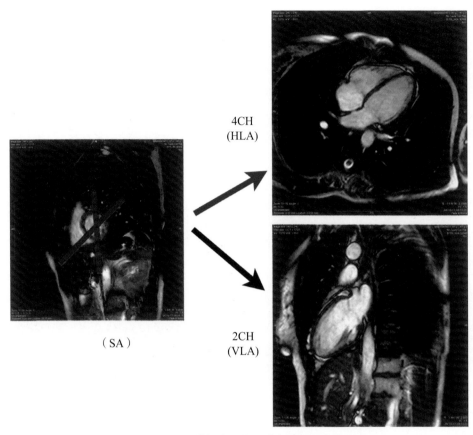

4CH
(HLA)

（SA）

2CH
(VLA)

▲ 图 3-8　获得真正的两腔心切面的方法

　　自旋回波脉冲的一个特有的优点是，序列在均匀性上受局部磁场（可以由胸骨钢丝、瓣膜假体、冠状动脉支架产生）的影响较小。

　　在 T1WI 图像上，脂肪呈高信号（白色），血液流动呈低信号（黑色），肌肉信号强度介于脂肪和血液之间（灰色）（图 3-11）。

　　T1WI 图像通常每次屏气扫描 1～2 层，也可以在脂肪抑制的情况下获取 T1WI 图像，以检测心肌的脂肪浸润。T1WI 图像可以根据所关注的解剖部位在任何平面上采集，称为 T1WI 黑血图像，注射钆对比剂后重复 T1WI 检查。T1WI 图像利用 ECG 心电门控触发扫描，在心动周期中的舒张中期而不是舒张末期获得相对静止的图像，因此用这类图像来评估血管结构的大小是不准确的。

　　在 T2WI 图像上，组织结构内水含量增加表现为更高的信号强度（更亮），如心肌水肿或充满液体的囊肿显示为白色（图 3-12B）。应在注射含钆对比剂之前采

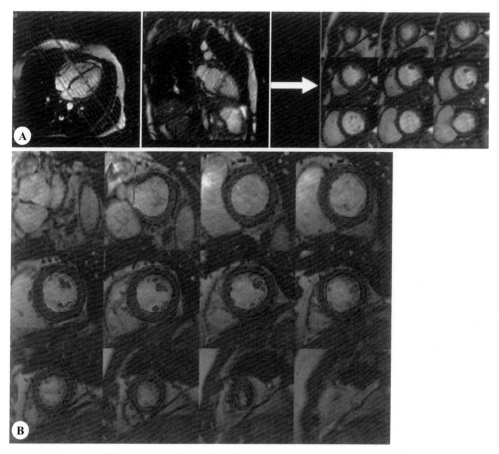

▲ 图 3-9　可以用来量化左心室和右心室体积的心脏短轴图像

集 T2WI 图像。需要至少 10mm 的层厚才能获得较好的信噪比（signal noise ratio，SNR）。

　　T2* 弛豫测量法用于评估铁在心脏和肝脏中的沉积。由于铁为顺磁性物质，在铁的存在下，心脏和肝脏的 T2* 时间呈病理性缩短。T2* 衰减常数是通过特定的软件（如 Thalassaemia Tools、CMRtools、Cardiovascular Imaging Solutions，London），在室间隔和肝脏的特定区域勾画感兴趣区，使用单次屏气扰相梯度多回波 T2* 序列或使用双反转恢复脉冲抑制血流信号的改良黑血序列（图 3-13）。

　　（三）电影成像

　　电影成像是使用 Turbo 梯度自旋回波（turbo gradient-echo，TGE）和平衡稳态自由进动序列获得的，在屏气期间通过 ECG 触发或心电门控进行图像采集，实时成像

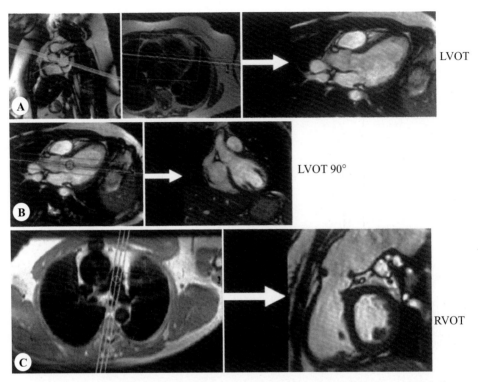

▲ 图 3-10　获得左心室流出道切面（A 和 B）和右心室流出道切面（C）的方法

以同时牺牲空间和时间分辨率的代价获得快速的图像采集。

　　实时（real time）采集作为比 TGE 和 SSFP 更快的技术，不需要心电图同步和屏气。因此，这种技术可用于心律失常或不能良好屏气的患者。该技术临床实践中可用来评价缩窄性心包炎患者的心室间相互依赖导致的室间隔运动异常（详见相应章节）。

　　电影成像通常使用 SSFP，可以获得一系列冻结在舒张末期和收缩末期的短轴图像，以绘制心室的心内膜和心外膜轮廓，从而可以量化舒张末期和收缩期末期的心室体积、心肌质量和射血分数。心内膜和心外膜轮廓的评估可以通过专用软件手动、半自动或自动化的方式进行。在评估左心室基底段层面时应特别注意，因为左心室和左心房边界可能重叠。如果基底段某层面的血容量被 ≥ 50% 的左心室心肌包围，通常认为该层面属于左心室，应予以完整勾画。在左心室心尖段，肌小梁被排除在左心室壁之外，乳头肌通常也不被勾画入左心室心肌而被单独测量。然而，有些测量方法提出了不同的方法，即将肌小梁和乳头肌纳入心肌勾画。因此，各 CMR 检查室应有自己认定的标准化和统一的测量方法，并根据所选的方法选择恰当、正确的正常值。

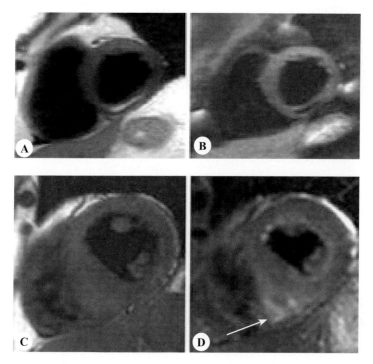

▲ 图 3-11　T1WI 举例

A. T1WI 自旋回波短轴图像，无脂肪抑制；B. A 所示左心室下壁心肌内高信号的脂肪组织被抑制为低信号；C. 增强前后 T1WI 自旋回波图像显示下间隔壁 "肿块病灶"；D. 增强后信号增高出现强化

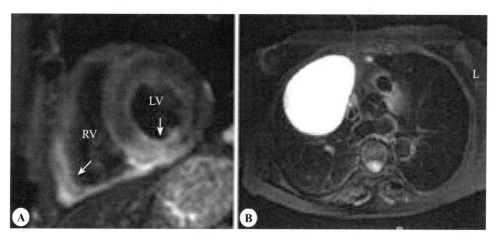

▲ 图 3-12　T2WI 举例

A. T2WI 三反转恢复序列短轴图像显示左心室及右心室下壁明显水肿；B. T2WI 横断位图像显示心包囊肿内充满高信号液体

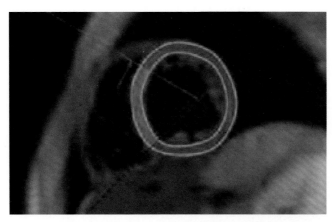

◀ 图 3-13　心肌 **T2*** 评估铁沉积实例

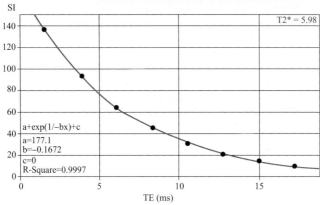

左心室 / 右心室功能检查模块通常基于 SSFP 脉冲序列，通常层厚 6～10mm，层间距 0～4mm（如果评估轻微的室壁运动异常，则右心室层间距需 0mm），层厚 + 层间距 =10mm，时间分辨率＜ 45ms。同时，需考虑到不同的正常范围适用于不同的序列。

（四）相位对比流速编码

相位对比流速编码技术可同时估测像素位置的速度及感兴趣血管区域的速度，从而可以评估流速。相位对比采集基于两幅图像：幅度图（解剖学）和相位图（根据流动方向和速度进行量化）。成像平面与预备检测的血流垂直相交（这与超声心动图多普勒血流分析的位置相反），并且要选择正确的血流方向。

操作者必须选择合适的 VENC 值以避免出现混叠伪影（通常，正常体循环的 VENC 以 150cm/s 开始，右心的 VENC 以 100cm/s 开始，偏差通常控制在真实流速的 25% 以内）。

通常在自由呼吸期间进行采集，采用回顾性心电门控。在心脏收缩和舒张周期的每个相位手动描绘感兴趣的血管边缘，以校正血管的运动和大小变化。使用专用软件离线分析相位对比图像，可以估测峰值流速及正向和反向血流体积（图 3-14）。

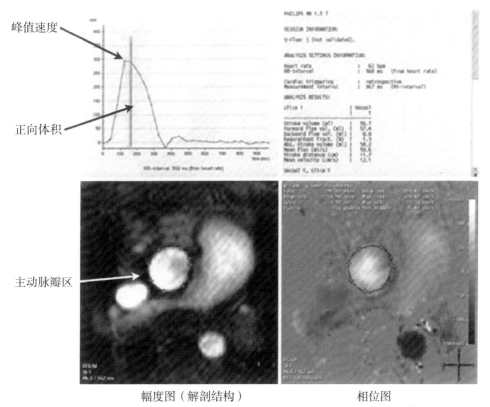

幅度图（解剖结构）　　　　　相位图

▲ 图 3-14　相位对比流速编码技术评估主动脉流量的示例

（五）心肌灌注

通过增强动态首过心肌灌注评估心肌血流是 CMR 的常规临床应用，其目的包括：①检测疑似或已知冠状动脉疾病患者的心肌灌注减少；②评估心脏肿块血流灌注和肿块外心肌灌注。心肌灌注成像主要采用三种脉冲序列：①扰相梯度回波（spoiled gradient echo，SPGR）；②平衡稳态自由进动；③平面回波成像。

在心肌灌注扫描中，至少需要采集左心室短轴 3 个层面（基底段、中间段和心尖段），其空间分辨率要小于 3mm×3mm，以最小化吉布斯效应所致黑环伪影。为了获得可重复的短轴层面，采用 3/5 的规则，结合四腔心和两腔心的图像，左心室从基底部到心尖部被 5 个 10mm 厚的层面切开，然后通过增加层面之间的距离实现对左心室的完整覆盖，并保持中心的 3 个层面（图 3-15）。

心肌灌注对比剂的用法：总量 0.05～0.1mmol/kg，注射速度 3～7ml/s，然后用 3～7ml/s 速度注射生理盐水进行冲洗。屏气开始于注射对比剂的早期阶段，在对比剂到达左心室腔之前。

可以通过目测来评估 CMR 心肌灌注图像：如果冠状动脉血流正常，则心肌在首次对比剂通过后表现为均匀一致的灰色；而当存在低灌注时，心肌则表现为暗黑色。低灌注区根据美国心脏协会（American Heart Association，AHA）的左心室 17 节段分段来进行定位（图 3-16），并与延迟钆增强图像进行比较，以评估是否存在诱导性心肌缺血、心肌梗死、微血管病变或心肌灌注正常。还可通过专用软件进行半定量

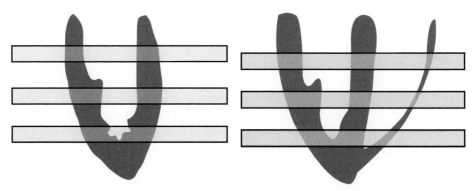

▲ 图 3-15　三个短轴切面（左心室的心尖段、中间段和基底段）的心肌灌注

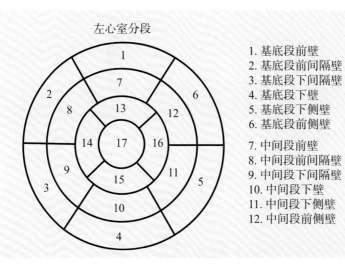

左心室分段

1. 基底段前壁
2. 基底段前间隔壁
3. 基底段下间隔壁
4. 基底段下壁
5. 基底段下侧壁
6. 基底段前侧壁
7. 中间段前壁
8. 中间段前间隔壁
9. 中间段下间隔壁
10. 中间段下壁
11. 中间段下侧壁
12. 中间段前侧壁
13. 心尖段前壁
14. 心尖段间隔壁
15. 心尖段下壁
16. 心尖段侧壁
17. 心尖部

▲ 图 3-16　根据美国心脏协会的左心室 17 节段分段

或定量评估，但这通常为了科学研究的目的，在临床实践中很少使用。

　　吉布斯效应所致黑环伪影是灌注序列中常见的伪影。它可以表现为类似的心内膜下灌注缺陷，并且当对比剂在左心室腔内浓度达到峰值时，它通常以最强的低信号出现，由于这种心内膜下低信号在对比剂到达心肌之前发生，所以它不能被解释为心肌低灌注。当对比剂逐步进入心肌，黑环伪影会逐渐消失，并且通常持续时间不长，一般为 5～10 个动态帧图像可见（图 3-17）。

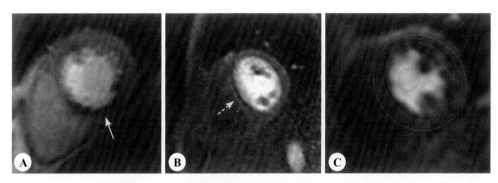

▲ 图 3-17　心肌低灌注和吉布斯效应所致黑环伪影示例

A. 低灌注；B. 黑环伪影；C. 灌注的定量评估（公开来源，引自 Schulz-Menger et al. Journal of Cardiovascular Magnetic Resonance 2013; 15: 35.）

（六）早期和延迟钆增强

　　该技术已在 20 世纪 90 年代末的大量动物实验和临床研究中得到验证，其作用是检测缺血性或非缺血性的不可逆的心肌损伤（坏死）。该技术基于静脉注射含钆对比剂。钆以螯合物的形式给药，它是一种细胞外对比剂，正常心肌细胞密集，不能进入正常心肌细胞。心肌纤维化、心肌细胞坏死导致细胞膜破裂等原因使细胞外间隙扩大，钆剂因此积聚在细胞外间隙。钆能缩短 T1 弛豫时间，因此增高了 T1WI 图像上病灶的信号。应通过选择正确的反转延迟时间来优化正常心肌和病变组织之间的信号对比，以使得与明亮的病变组织相比正常心肌显得更暗。因此，需要先扫描 "Look-Locker" 或 "TI-Scout" 序列，该序列通常是 2D 分段反转恢复（inversion recovery，IR）梯度回波序列，定时读取舒张中期，在舒张中期采集中间层单个层面。该成像序列需要患者屏气，反转时间随扫描逐渐变长。操作者选择正常心肌最暗时的反转时间。

　　早期钆增强（EGE）和延迟钆增强（LGE）的扫描方案如下。

● 静脉注射钆对比剂，剂量为 0.1～0.2mmol/kg。

● EGE 主要用于检测缺血性心脏病的心内血栓和微血管阻塞（MVO），对比剂注射后立即进行扫描（不晚于注射对比剂后 5min），固定的长 TI 为 400～500ms，并采集左心室的长轴层面（四腔心、两腔心和三腔心）。正常心肌呈灰色，而心内血栓或微血管阻塞呈黑色（图 3-18）。

- LGE 成像需要在注射对比剂约 10min 后扫描（对比剂总量越少延迟时间越短），为优化正常心肌和病变组织之间的信号对比，扫描前首先通过 TI-Scout 序列并选择正确的反转时间，从而使正常心肌变暗，而病变组织变亮，即"白色是死亡的心肌"（图 3-19）。LGE 需要采集心室完整的短轴层面，然后在采集长轴之前，TI 设

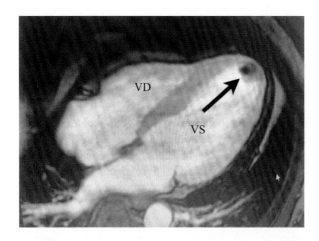

◀ 图 3-18　EGE 显示左心室血栓（箭）

VD. 心脏舒张期血流信号；VS. 心脏收缩期血流信号

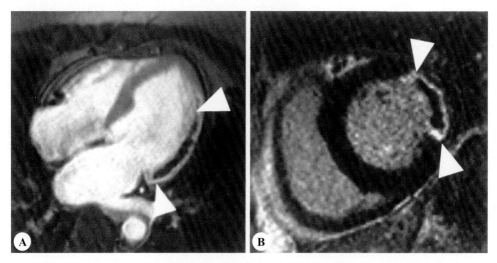

▲ 图 3-19　A. EGE 显示心肌内的微血管阻塞表现低信号（白箭头）；B. LGE 显示心肌坏死表现为比周围黑色的正常心肌明亮的高信号（白箭头），其内可见低信号的微血管阻塞

公开来源，引自 Biglands et al. Journal of Cardiovascular Magnetic Resonance 2012; 14: 66.

定为增加 10～20ms（因为 TI 随时间增加）。

- 平面内分辨率为 1.4～1.8mm。
- 通常是每间隔一次心跳采集图像，但也可以修改为每次心跳（如心律不齐时）或每三次心跳（如心动过速时）采集图像。在存在心律失常（如心房颤动）时，每秒或每三次心跳采集图像。

（七）T1 mapping 和 T2 mapping

心肌有其特有的 T1 和 T2 弛豫时间，心肌的 T1 和 T2 值会受到病理过程的影响而发生改变。在 1.5T 时，正常心肌 T1 值为 940～1000ms。T1 值随着疾病发生而逐步变化，在疾病的临床前期或亚临床期，心肌 T1 值可能已经发生了改变。在存在心肌局灶性和弥漫性纤维化、水肿和淀粉样变性时，T1 值增加；而在存在脂质储积异常时（如 Anderson-Fabry 病），心肌 T1 值减低。

T1 mapping 技术可以将心肌 T1 弛豫时间的逐个像素图以颜色比例表示（图 3-20）。在屏气期和心动周期的同一阶段获取 T1 mapping 图像，以消除组织运动。Mapping 技术可以基于反转恢复（MOLLI、ShMOLLI）、饱和恢复（SASHA）或组合（SAPPHIRE）的方法。一般采集左心室的短轴层面（左心室中间段一层或基底段、中间段及心尖段三层）进行分析。注射钆对比剂后 T1 时间缩短，T1 值减少的数量

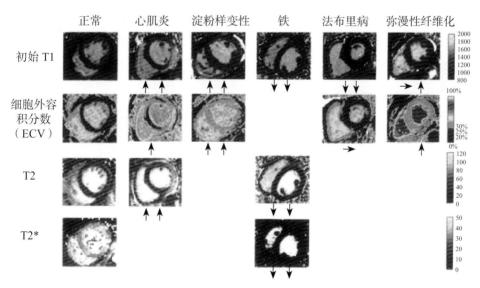

▲ 图 3-20　正常人和患者的 T1、T2、T2* 和 ECV 图

公开来源，引自 Messroghli et al. Journal of Cardiovascular Magnetic Resonance 2017; 19: 75.

与细胞外间隙中对比剂的积聚量有关，所以可以通过获取增强前后的心肌 T1 值来估算细胞外容积分数（extracellular volume，ECV）（图 3-21）。计算 ECV 一般需要注射对比剂后至少 15min，待对比剂平衡后再进行增强后行 T1 mapping 扫描。

在存在心肌水肿时，T2 弛豫时间特别容易受组织内水的影响，因此 T2 mapping 特别适合评估心脏炎症性疾病（心肌炎、风湿性疾病、移植排斥反应等）。

$$ECV = \frac{\left(\dfrac{1}{增强后心肌\,T1\,值} - \dfrac{1}{初始心肌\,T1\,值}\right)}{\left(\dfrac{1}{增强后血池\,T1\,值} - \dfrac{1}{初始血池\,T1\,值}\right)} \times (100 - 红细胞比容)$$

▲ 图 3-21　如何通过测量心肌和血池注射对比剂前后的 T1 值及血液中的红细胞比容进行计算 ECV

（八）冠状动脉成像

冠状动脉的磁共振成像受到低空间分辨率及心脏和呼吸运动相关问题的限制。磁共振冠状动脉成像目前的主要临床应用是检测冠状动脉的异常起源和走行。主要有两种技术。

1. 全心技术

使用呼吸导航和最长触发延迟（通常为 550～900ms），从心脏下缘至肺动脉分叉处进行最佳舒张成像获取心脏 3D 容积成像（在呼吸和心动周期的同一相位获取图像）。

2. 靶向技术

当患者能够长时间的屏气时，先进行低分辨率的 3D 冠状动脉勘测，然后使用"三点平面扫描"装置为每条冠状动脉规划最佳的成像平面（典型定位点放置于冠状动脉开口、血管中间和血管远端）。

三、CMR 诊断报告

需要依据心血管磁共振学会（Society of Cardiovascular Magnetic Resonance，SCMR）的指南采用结构式的方法进行书写 CMR 诊断报告，报告应包括以下内容。

- 检查场地及设备信息。

- 患者基本信息。
- 本次 CMR 检查的适应证。
- 本次检查所见。
- 心血管影像特征。
- 总结 CMR 发现并给出综合性的诊断。

　　此外，任何扫描时存在的影响 CMR 检查的问题（如心律失常、屏气问题、心电图门控问题等）均应在报告中体现。图 3-22 显示了基本的 CMR 报告示例。本书 "附录" 附有湘雅医院 CMR 结构式报告模板和典型病例报告示例（湘雅医院放射科周晖副教授综合国际 CMR 指南和中国国情构建）供读者参考。

心血管磁共振报告 CMR 机构、单位	
患者基本信息	姓名，ID 号，出生日期，性别，身高，体重
CMR 检查方法	日期和时间，参与人员，扫描设备的详细信息，主要适应证，CMR 扫描序列清单，对比剂及负荷药物的名称、剂量，患者生命参数
CMR 发现	大体解剖和心血管连接的一般表现，左心室及右心室的具体发现：双心室的大小，局部室壁运动和心室整体收缩功能，EDV、ESV、SV、EF 和 LV 质量，所有数据需采用经 BSA 指数化的结果
结论	由主要的 CMR 发现推断的诊断

▲ 图 3-22　CMR 报告中应包括的主要内容

参 考 文 献

[1] Sawyer-Glover A, Shellock FG. Pre-MRI procedure screening: recommendations and safety considerations for biomedical implants and devices. J Magn Resonan Imag. 2000;12(3):510.

[2] Pennell DJ, Sechtem UP, Higgins CB, et al. Clinical indications for cardiovascular magnetic resonance (CMR): Consensus Panel report. Eur Heart J. 2004;25:1940-65.

[3] Levine GN, Gomes AS, Arai AE, et al. Safety of magnetic resonance imaging in patients with cardiovascular devices: an American Heart Association scientific statement from the Committee on Diagnostic and Interventional Cardiac Catheterization, Council on Clinical Cardiology, and the Council on Cardiovascular Radiology and Intervention: endorsed by the American College of Cardiology Foundation, the North American Society for Cardiac Imaging, and the Society for Cardiovascular Magnetic Resonance. Circulation. 2007;116:2878-91.

[4] ACCF/ACR/AHA/NASCI/SCMR. 2010 expert consensus document on cardiovascular magnetic resonance: a report of the American College of Cardiology Foundation Task Force on Expert Consensus Documents. J Am Coll Cardiol. 2010;55:2614-62.

[5] Valbuena-López S, Hinojar R, Puntmann VO. Cardiovascular magnetic resonance in cardiology practice: a concise guide to image acquisition and clinical interpretation. Rev Esp Cardiol (Engl Ed). 2016;69(2):202-10.

[6] Hundley WG, Bluemke D, Bogaert JG, Friedrich MG, Higgins CB, Lawson MA, McConnell MV, Raman SV, van Rossum AC, Flamm S, Kramer CM, Nagel E, Neubauer S. Society for Cardiovascular Magnetic Resonance guidelines for reporting cardiovascular magnetic resonance examinations. J Cardiovasc Magn Reson. 2009;11(1):5.

第4章 缺血性心脏病
Ischemic Heart Diseases

周 晖 译　廖伟华 校

一、缺血性心脏病 CMR 成像技术与扫描方案

缺血性心脏病是全球排名第一的死亡原因，占世界总死亡人数的 16%。尽管心血管介入技术和内科治疗有了显著的进步，ST 段抬高型心肌梗死（ST-segment elevation myocardial infarction，STEMI）最近有所减少，但非 ST 段抬高型心肌梗死（non-ST segment elevation myocardial infarction，NSTEMI）和不稳定型心绞痛的发病率有所增加 [1-3]。心脏磁共振能够更好地显示心肌处于危险状态的区域、是否存在心肌纤维化以及严重程度、心肌活性，并且能够检测急性或慢性缺血性心脏病的并发症。CMR 是多参数成像的技术，能够对功能、运动和心肌组织学特征进行综合研究。为了正确定义心室节段，CMR 采用美国心脏协会的左心室节段（图 4-1）。

CMR 是评价双心室体积和功能的金标准 [1, 5]。用于评估心室体积和功能的 CMR 序列通常是稳态自由进动（steady-state free precession，SSFP）电影序列。STIR-T2WI 可检测到症状出现 20～30min 后出现的心肌水肿，有助于识别有缺血坏死风险的心肌及水肿病灶内心肌内出血（intramyocardial haemorrhage，IMH）的证据，IMH 表现为心肌水肿高信号范围内的低信号区（图 4-2）[4-7]。

与基础的灌注缺损（缺血性坏死）和可逆的灌注缺损（诱导的缺血）相比，首次心肌灌注加上血管扩张药（如腺苷、瑞加德松和双嘧达莫）的使用可以检测到稳定的灌注缺陷。此外，早期钆增强（EGE）可检测灌注心肌内的灌注缺陷，可作为微血管阻塞（microvascular obstruction，MVO）的证据；还可以检测心室内的充盈缺陷，可作为心室血栓的证据（图 4-3）。

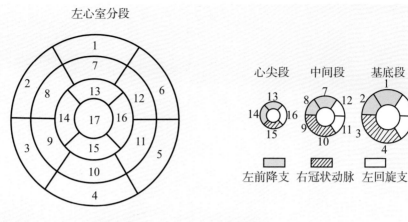

左心室分段

心尖段　中间段　基底段

左前降支　右冠状动脉　左回旋支

1. 基底段前壁
2. 基底段前间隔壁
3. 基底段下间隔壁
4. 基底段下壁
5. 基底段下侧壁
6. 基底段前侧壁

7. 中间段前壁
8. 中间段前间隔壁
9. 中间段下间隔壁
10. 中间段下壁
11. 中间段下侧壁
12. 中间段前侧壁

13. 心尖段前壁
14. 心尖段间隔壁
15. 心尖段下壁
16. 心尖段侧壁
17. 心尖

▲ 图 4-1　根据美国心脏协会的左心室分段

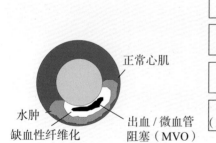

正常心肌

水肿
缺血性纤维化

出血 / 微血管
阻塞（MVO）

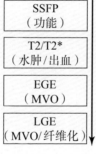

SSFP
（功能）

T2/T2*
（水肿 / 出血）

EGE
（MVO）

LGE
（MVO/ 纤维化）

◀ 图 4-2　CMR 心肌梗死的
组织学特征
LGE 显示心肌坏死或瘢痕，危
险心肌表现为心肌水肿（T2WI
像）。出现在 EGE 和 LGE 图像
心肌强化灶内的低信号区域，可
作为水肿心肌内出血或微血管阻
塞的证据

　　钆剂可以聚集于扩大的细胞外间隙，因此延迟钆增强扫描（LGE）可用于检测
心肌细胞外间隙扩大的区域。这些区域代表缺血性心脏病急性期的心肌水肿和坏死，
以及慢性期的心肌纤维化。在 LGE 成像中，MVO 显示为在心肌高信号强化灶内低信
号的区域（图 4-2 和图 4-4）。MVO 在急性缺血事件发生后数小时开始可检测到，并
持续进展至 48h，在 2～9 天达到平衡，这是评估和量化 MVO 的最佳时间[8]。MVO 范
围越大，6 个月时形成的心肌瘢痕面积越大[3]。心肌内出血和 MVO 的存在都预示着预
后更差，在随访时更容易出现不利的心脏重构[9-11]。

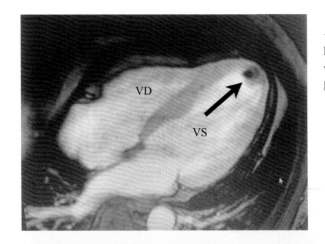

◀ 图 4-3　前壁心肌梗死病例 EGE 显示左心室心尖部血栓

VD. 心脏舒张期血流信号；VS. 心脏收缩期血流信号

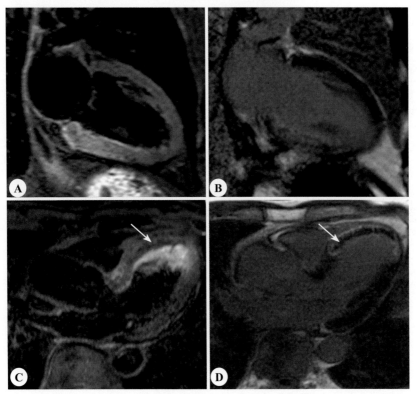

▲ 图 4-4　急性冠状动脉综合征的 CMR 表现

急性心内膜下心肌梗死患者，心肌梗死发生在右冠状动脉近端至中段供血区域。T2WI 长轴两腔心层面显示基底段 - 中间段下壁心肌水肿（A），伴有增强后心内膜下延迟钆增强灶（B）。在一个左前降支远端供血的区域发生透壁心肌梗死的患者，T2WI 长轴三腔心层面显示中段 - 心尖段水平心肌水内可见低信号核心（C，白箭），符合心肌内出血，该患者 LGE 三腔心层面显示心肌坏死病灶内存在微血管阻塞（D，白箭）

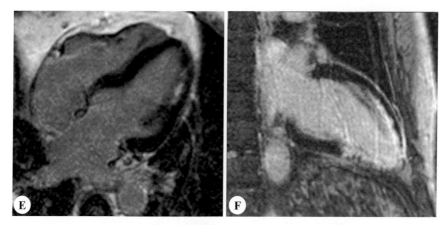

▲ 图 4-4（续） 急性冠状动脉综合征的 CMR 表现

增强后长轴四腔心层面显示中间段前侧壁的心内膜下 LGE（E）。增强后长轴后两腔心层面显示中间段 - 心尖段下壁的透壁 LGE（F）［公开来源，引自 Baritussio A, Scatteia A, Bucciarelli-Ducci C.Role of cardiovascular magnetic resonance in acute and chronic ischemic heart disease.Int J Cardiovasc Imaging. 2018 Jan; 34(1): 67-80. Creative Commons Attribution 4.0 International License (http: //creativecommons.org/licenses/by/4.0/)］

　　根据冠状动脉血管供血的情况，缺血性 LGE 具有典型的心内膜下或透壁分布的特征。心肌替代性纤维化程度可通过 LGE 评估，并应评估心肌瘢痕的四级透壁程度：1%～25%、25%～50%、51%～75% 和＞75%。根据透壁程度可推测心肌活性如下所示。

- 残留心肌存在活性（透壁程度≤ 25%）。
- 残留心肌很可能存在活性（透壁程度 26%～50%）。
- 残留心肌存在活性可能性较小（透壁程度 51%～75%）。
- 残留心肌无活性（透壁程度＞ 75%）。

　　CMR 能够显示心肌组织内小至 1g 以下的瘢痕。由于心肌水肿和充血的重新吸收，瘢痕的范围通常会随着时间的推移而缩小；在此基础上，3～6 个月后心肌替代性纤维化明显，并在 6 个月后持续存在[3]。

　　CMR 可以用不同的序列包括 SSFP 电影（运动）、STIR-T2WI 和 LGE 图像比较同一个心脏层面的心肌情况，从而评估心肌瘢痕的功能后果和危险心肌的范围扩大。

　　CMR 还可以检测心肌梗死的机械性并发症（图 4-5），如室间隔破裂、假性室壁瘤和真性室壁瘤、右心室受累和左心室血栓形成[12]，以及帮助与心肌炎、冠状动脉非阻塞型心肌梗死（myocardial infarction with non-obstructive coronary arteries，MINOCA）等临床表现类似的疾病进行鉴别诊断[13-15]。

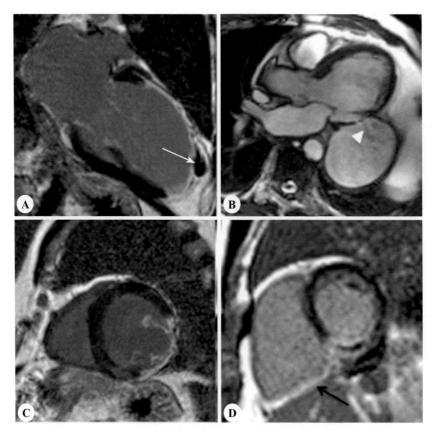

▲ 图 4-5　心肌梗死并发症

左前降支供血的前壁发生透壁性心肌梗死的患者，增强扫描长轴两腔心层面显示慢性
前壁破裂（A，白箭）。左回旋支供血区域发生透壁性心肌梗死的患者，电影序列长轴
三腔心层面显示中间层下侧壁大的假性动脉瘤（B），假性动脉瘤与左心室"隧道状"
的连通处有血流（B，白箭头），增强扫描中间段短轴层面显示乳头肌梗死（C）。基底
段下壁透壁性心肌梗死患者，增强扫描中间段短轴层面显示右心室下壁心肌梗死（D，
黑箭）

二、与其他技术的比较（CMR 与超声、SPECT 对比）

　　CMR 和 SPECT 可以识别哪些患者适合接受药物治疗或需要进行冠状动脉造影，
但 CMR 由于其优越的空间分辨率和显性心肌组织学特征的能力，比其他技术具有特
定的优势（表 4-1），如下所示。

- 评估双心室体积和功能的准确性更高。
- 对心肌瘢痕范围和心肌活性有更好的识别和量化能力。

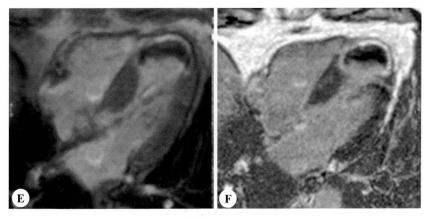

▲ 图 4-5（续） 心肌梗死并发症

左前降支远端透壁性心肌梗死患者，EGE（E）和 LGE（F）钆增强长轴四腔心层面显示左心室心尖较大的血栓（F）[公开来源，引自 Baritussio A，Scatteia A，Bucciarelli-Ducci C.Role of cardiovascular magnetic resonance in acute and chronic ischemic heart disease.Int J Cardiovasc Imaging. 2018 Jan; 34(1): 67-80. Creative Commons Attribution 4.0 International License (http: //creativecommons.org/licenses/by/4.0/)]

表 4-1 比较评价缺血性心脏病的几种影像学技术

特 征	超声心动图	CMR	SPECT
功能评价	++	+++	+
室壁厚度	++	+++	−
水肿评价 [a]	−	+++	−
缺血再灌注损伤 [a]	−	+++	−
心肌活性	++	+++	+++
血栓	+	++	−
诱发缺血	+	++	++
右心室评价	++	+++	+
瓣膜检测	+++	+	−

a. 评价心肌水肿和微血管阻塞

负荷 CMR 灌注结果阴性的患者在随访中发生不良心血管事件的概率非常低，这使得安全的 CMR 具有良好的临床应用价值，并成为 SPECT 有效的一种替代方法。

通过评估心肌存活能力、心肌瘢痕的范围以及是否可能存在后续缺血再灌注损伤的迹象（IMH 和 MVO），CMR 可以识别出心肌重构不良和预后较差的患者。更大范围的 LGE（与正常心肌相比，LGE 信号强度通常大于 5 个标准差以上），尤其是病灶周围的纤维化（LGE 信号强度为正常心肌的 2～3 倍标准差），可能有助于识别更高的心律失常风险[3]。

负荷 CMR 现在是评估慢性缺血性心脏病患者的一种公认的替代 SPECT 的方法[16]。一项名为 CE-MARC 的前瞻性研究对负荷 CMR 与 SPECT 进行了比较[17]。与 SPECT 相比，负荷 CMR 表现出更高的敏感性（87% vs. 67%），相似的特异性（83%），但更高的诊断准确率（89% vs. 74%）[17]。MR-IMPACT Ⅱ 研究[18]也证实了与 SPECT 相比，CMR 诊断心肌缺血的准确率更高（分别为 75% 和 60%）。在一项系统回顾中，如果以冠状动脉造影为评估患者的金标准，CMR 的总体敏感性为 89%，特异性为 76%[19]。如果金标准换成冠状动脉血流储备分数（fractional flow reserve，FFR），则这些值会有所改善[20]，总体灵敏度达 90%，特异度高达 87%。关于不同检查技术的敏感性和特异性的现有数据汇总见表 4-2。

表 4-2　多个试验评价慢性缺血性心脏病患者诱发性心肌缺血的敏感性和特异性平均值

	敏感性（%）	特异性（%）
运动测试	60～65	70
负荷超声心动图	75～80	75～90
SPECT	67～88	73～85
负荷 CMR	85～90	75～85
冠状动脉 CT	80～85	70～75

在此基础上，国际指南[21-23]现已将负荷 CMR 纳入慢性缺血性心脏病疑似患者的评估手段。

在 2013 年欧洲心脏病学会（European Society of Cardiology，ESC）指南[21]中，负荷 CMR 与运动负荷试验、负荷超声心动图、SPECT 和冠状动脉 CT 一起被列为评估疑似心绞痛和缺血性心脏病中等患病概率（15%～85%）患者的首选检查项目（表 4-3）。

相反，美国的指南更喜欢运动负荷试验和 SPECT，考虑到可用性和更具生理性的负荷测试的类型，负荷 CMR 是次之的选择 [22]。在最近的 CE-MARC 研究 [24] 中，与冠状动脉 CT 相比，基于负荷 CMR 或 SPECT 评估患者的诊断策略减少了很多不必要的冠状动脉造影（即给没有明显冠状动脉疾病的患者进行的冠状动脉造影），因此英国国家卫生与临床优化研究（National institute for Health and Care Excellence，NICE）指南中将负荷 CMR 或 SPECT 作为首选手段 [23]。此外，在负荷 CMR 和 SPECT 之间比较时，没有发现明显的获益差异。

表 4-3 根据 2013 年欧洲心脏病学会（ESC）指南的负荷 CMR 的适应证 [21]

2013 年 ESC 指南
1. 负荷 CMR 被认为是诊断具有中度 [a] 患病概率的缺血性心脏病患者的初始检查（推荐等级：Ⅰ级）
2. 负荷 CMR 可用于预后分层和临床评估（推荐等级：Ⅰ级）
3. 如果确定缺血的部位和范围可以影响患者后续的临床治疗决策，负荷 CMR 适用于这些已确诊的和新发的或症状复发的冠心病患者（推荐等级：Ⅰ级）

a. 15%～85%

三、病例分析：评估心肌活性及并发症

一名 50 岁男性，吸烟者，既往无心血管疾病史，近期表现为前壁 ST 段抬高型心肌梗死而进行 CMR 检查。

CMR 电影成像显示左心室未扩大，左心室室壁运动异常（心尖、中段 - 心尖段间隔壁、前壁及前侧壁无运动），左心室整体收缩功能轻度降低（EF45%）。增强后 EGE 显示左心室心尖血栓（图 4-6，黑箭），LGE 显示透壁程度＞ 50% 的心内膜下强化灶，心尖透壁性强化灶（图 4-6）。

本病例表明，CMR 能够提供关于功能、并发症、瘢痕位置和透壁程度的综合信息，有助于判断心肌活性。

四、缺血性心脏病 CMR 要点与扫描方案

- 与其他成像技术相比，CMR 在评价缺血性心脏病方面具有更好的空间分辨率和显示心肌组织学特征的能力。
- CMR 是评估双心室体积和功能的金标准，可以更好且更准确地观察室壁运动异常、心肌瘢痕的位置和透壁程度，以及评估处于危险状态的心肌（表现为心肌水肿）、后续缺血再灌注损伤（表现为 IMH 和 MVO）和并发症（血栓、机械并发症和右

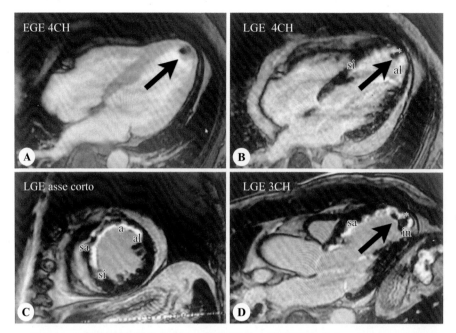

▲ 图 4-6　**1 例近期表现为前壁 ST 段抬高的心肌梗死患者在 EGE 4CH 和 LGE 4CH 层面可见左心室心尖血栓（黑箭），在心尖、中段 – 心尖段间隔壁、前壁及前侧壁可见心内膜下 LGE，透壁程度＞ 50%**

si. 下间隔壁；al. 前侧壁；a. 前壁；sa. 前间隔壁；in 下侧壁

心室受累）。

- CMR-T2WI 可以检测心肌水肿，识别急性缺血性心脏病患者的处于危险状态的心肌。
- LGE 可对心肌瘢痕的范围进行定位和定量。
- 负荷 CMR 是评估疑似冠心病患者、中等患病概率的患者、已知冠心病患者和新发症状患者的首选方案。
- 用于评估缺血性心脏病患者的完整 CMR 扫描方案包括电影序列、STIR-T2WI、负荷灌注（根据临床适应证）及早期和延迟钆增强（表 4-4）。

表 4-4 缺血性心脏病患者评估的标准扫描方案

序 列	说 明
SSFP 电影成像	双心室体积和功能的评估（节段性和整体性）
STIR-T2WI	评估心肌水肿（危险心肌）、水肿心肌内出血（水肿内低信号灶是由于血红蛋白中的铁降低了 T2 值）
灌注成像	CMR 静息态和负荷灌注（根据临床适应证）
早期钆增强（EGE）	评估心室血栓和表现为瘢痕内的低信号的微血管阻塞（MVO）
延迟钆增强（LGE）	瘢痕的评估：心内膜下 LGE，不同的透壁程度至完全透壁，评估可能存在的瘢痕内 MVO

参 考 文 献

[1] Dastidar AG, Rodrigues JC, Baritussio A, Bucciarelli-Ducci C. MRI in the assessment of ischaemic heart disease. Heart. 2016;102(3):239–52.

[2] McAlindon E, Pufulete M, Lawton C, Angelini GD, Bucciarelli-Ducci C. Quantification of infarct size and myocardium at risk: evaluation of different techniques and its implications. Eur Heart J Cardiovasc Imaging. 2015;16(7):738–46.

[3] Baritussio A, Scatteia A, Bucciarelli-Ducci C. Role of cardiovascular magnetic resonance in acute and chronic ischemic heart disease. Int J Cardiovasc Imaging. 2018;34(1):67–80.

[4] Aquaro GD, Di Bella G, Castelletti S, et al. Clinical recommendation of cardiac magnetic resonance, part I: ischemic and valvular heart disease: a position paper of the working group "Applicazioni della Risonanza Magnetica" of the Italian Society of Cardiology. J Cardiovasc Med. 2017;18:197–208.

[5] Hoffmann R, von Bardeleben S, Kasprzak JD, et al. Analysis of regional left ventricular function by cineventriculography, cardiac magnetic resonance imaging, and unenhanced and contrast- enhanced echocardiography: a multicenter comparison of methods. J Am Coll Cardiol. 2006;47:121–8.

[6] Aletras AH, Tilak GS, Natanzon A, et al. Retrospective determination of the area at risk for reperfused acute myocardial infarction with T2–weighted cardiac magnetic resonance imaging: histopathological and displacement encoding with stimulated echoes (DENSE) functional validations. Circulation. 2006;113(15):1865–70.

[7] Eitel I, Friedrich MG. T2–weighted cardiovascular magnetic resonance in acute cardiac disease. J Cardiovasc Magn Reson. 2011;13(1):13.

[8] Beek AM, van Rossum AC. Cardiovascular magnetic resonance imaging in patients with acute myocardial infarction. Heart. 2010;96:237–43.

[9] Husser O, Monmeneu JV, Sanchis J, et al. Cardiovascular magnetic resonance-derived intramyocardial hemorrhage after STEMI: influence on long-term prognosis, adverse left ventricular remodeling and relationship with microvascular obstruction. Int J Cardiol. 2013;167(5):2047–54.

[10] Romero J, Lupercio F, Carlos J, et al. Microvascular obstruction detected by cardiac MRI after AMI for the prediction of LV remodeling and MACE: a meta-analysis of prospective trials. Int J Cardiol. 2016;202:344–8.

[11] Kidambi A, Mather AN, Motwani M, Swoboda P, Uddin A, Greenwood JP, Plein S. The effect of microvascular obstruction and intramyocardial hemorrhage on contractile recovery in reperfused myocardial infarction: insights from cardiovascular magnetic resonance. J Cardiovasc Magn Reson. 2013;15:58.

[12] Flavian A, Carta F, Thuny F, et al. Cardiac MRI in the diagnosis of complications of myocardial infarction. Diagn Interv Imaging. 2012;93(7–8):578–85.

[13] Dastidar AG, Rodrigues JCL, Ahmed N, Baritussio A, Bucciarelli-Ducci C. The role of cardiac MRI in patients with troponin-positive chest pain and unobstructed coronary arteries. Curr Cardiovasc Imaging Rep. 2015;8(8):28.

[14] Tornvall P, Gerbaud E, Behaghel A, et al. Myocarditis or "true" infarction by cardiac magnetic resonance in patients with a clinical diagnosis of myocardial infarction without obstructive coronary disease: a meta-analysis of individual patient data. Atherosclerosis. 2015;241(1):87–91.

[15] Mahrholdt H, Wagner A, Judd RM, Sechtem U, Kim RJ. Delayed enhancement cardiovascular magnetic resonance assessment of non-ischaemic cardiomyopathies. Eur Heart J. 2005;26(15):1461–74.

[16] Motwani M, Swoboda PP, Plein S, Greenwood JP. Role of cardiovascular magnetic resonance in the management of patients with stable coronary artery disease. Heart. 2018;104(11):888–94. https://doi.org/10.1136/heartjnl-2017-311658.

[17] Greenwood JP, Maredia N, Younger JF, et al. Cardiovascular magnetic resonance and single-photon emission computed tomography for diagnosis of coronary heart disease (CE-MARC): a prospective trial. Lancet. 2012;379:453–60.

[18] Schwitter J, Wacker CM, Wilke N, et al. Superior diagnostic performance of perfusion cardiovascular magnetic resonance versus SPECT to detect coronary artery disease: the secondary endpoints of the multicenter multivendor MR-IMPACT II (Magnetic Resonance Imaging for Myocardial Perfusion Assessment in Coronary Artery Disease Trial). J Cardiovasc Magn Reson. 2012;14:61.

[19] Jaarsma C, Leiner T, Bekkers SC, et al. Diagnostic performance of noninvasive myocardial perfusion imaging using single-photon emission computed tomography, cardiac magnetic resonance, and positron emission tomography imaging for the detection of obstructive coronary artery disease: a meta-analysis. J Am Coll Cardiol. 2012;59:1719–28.

[20] Li M, Zhou T, Yang LF, et al. Diagnostic accuracy of myocardial magnetic resonance perfusion to diagnose ischemic stenosis with fractional flow reserve as reference: systematic review and meta-analysis. JACC Cardiovasc Imaging. 2014;7:1098–105.

[21] Montalescot G, Sechtem U, Achenbach S, et al. 2013 ESC guidelines on the management of stable coronary artery disease: the task force on the management of stable coronary artery disease of the European Society of Cardiology. Eur Heart J. 2013;34:2949–3003.

[22] Fihn SD, Gardin JM, Abrams J, et al. 2012 ACCF/AHA/ACP/AATS/PCNA/SCAI/STS guideline for the diagnosis and management of patients with stable ischemic heart disease: a report of the American College of Cardiology Foundation/American Heart Association task force on practice guidelines, and the American College of Physicians, American Association for Thoracic Surgery, Preventive Cardiovascular Nurses Association, Society for Cardiovascular Angiography and Interventions, and Society of Thoracic Surgeons. Circulation. 2012;126:e354–471.

[23] National Institute for Health and Care Excellence (NICE). CG95 Chest pain of recent onset 2016. http://guidance.nice.org.uk/CG95. Accessed Sep 2017.

[24] Greenwood JP, Ripley DP, Berry C, et al. Effect of care guided by cardiovascular magnetic resonance, myocardial perfusion scintigraphy, or nice guidelines on subsequent unnecessary angiography rates: the CE-MARC 2 randomized clinical trial. JAMA. 2016;316:1051–60.

第 5 章　心肌病
Cardiomyopathies

周　晖　黎亚娟　冷月爽　郭久晴 **译**　　廖伟华 **校**

一、CMR 在心肌病诊断中的优势

心脏磁共振检查是评估双心室体积、功能的金标准，同时可以无创性评估心肌水肿、纤维化。在此基础上，CMR 是国际指南推荐的研究心肌病（cardiomyopathy，CMP）的重要二级成像技术，普遍适用于各种类型的心肌病[1]。在欧洲的 CMR 注册中心，约 1/3 的 CMR 检查是用于评估疑似或已知的心肌炎和心肌病患者[2, 3]。

在本章中，我们将按以下简单的分类总结和讨论心肌病诊断的 CMR 标准和发现。

- 扩张型心肌病（dilated cardiomyopathies，DCM）。
- 遗传性心肌病（肥厚型心肌病、左心室心肌致密化不全性心肌病、Becker 型和 Duchenne 型肌营养不良、致心律失常性右心室心肌病）。
- 炎症性心肌病（结节病、系统性炎性疾病相关性心肌病）。
- 浸润性心肌病（淀粉样变性、铁过载性心肌病、Anderson-Fabry 病）。

Takotsubo 综合征（应激性心肌病）将在最后讨论，因为它常常被错误的纳入心肌病中。

二、扩张型心肌病

DCM 是几种非缺血性病理损伤的终末期表现，CMR 在 DCM 中的优势如下。

- 更准确的解剖结构成像（T1WI）和功能评估（电影序列）。

079

- 急性心肌炎时，由于心肌水肿，心室不扩大但心肌会增厚，此时可通过 STIR-T2WI、EGE 和 LGE 来诊断急性心肌炎，排查心功能不全的诱因为心肌炎。
- 缺血性瘢痕表现为心内膜下或透壁 LGE，因此可通过 LGE 排查左心室功能障碍的缺血性原因。
- CMR 能更好地评估右心室的体积、功能和瘢痕情况。
- 评估是否存在缺血性或非缺血性瘢痕和严重程度（如 DCM 常可见间隔壁心肌内条状非缺血性瘢痕），通过瘢痕的严重程度可以识别出死亡、心律失常和左心室功能恶化风险较高的患者。

图 5-1 为 1 例伴有间隔壁心肌内瘢痕的 DCM 病例。该患者为 60 岁男性，进行了 CMR 检查。在 LGE 图像中发现间隔壁心肌内条状非缺血性瘢痕，透壁程度＞ 50%。

在 DCM 患者，CMR 检查可能仅表现为左心室扩张和功能障碍，而没有心肌浸润性改变、水肿和瘢痕形成的表现。在 25%～30% 的 DCM 病例可发现左心室间隔壁心肌内非缺血性瘢痕（DCM 常见的表现模式），该瘢痕可识别出预后较差的 DCM 患者，可发生心律失常、死亡，尤其是心源性猝死的风险增加，但与左心室功能障碍的严重程度无关 [1, 4, 5]。

CMR 也可以评估无明显瘢痕的心肌弥漫性纤维化 [6]。T1 mapping 技术通过不使用对比剂时测量获得的心肌初始 T1 值或通过增强前后心肌 T1 值计算获得的细胞外容积分数来检测肉眼无法识别的心肌间质纤维化和评估严重程度（图 5-2 和图 5-3）。

DCM 的一个亚型与 Becker 型，尤其是 Duchenne 型肌营养不良相关。在这类患

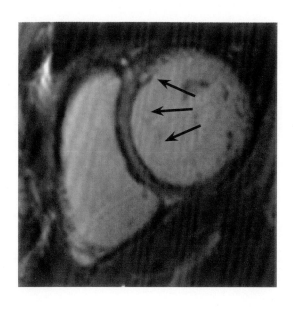

◀ 图 5-1　1 例严重左心室功能障碍的 DCM 患者，左心室间隔壁心肌内见条状非缺血性瘢痕（红箭）

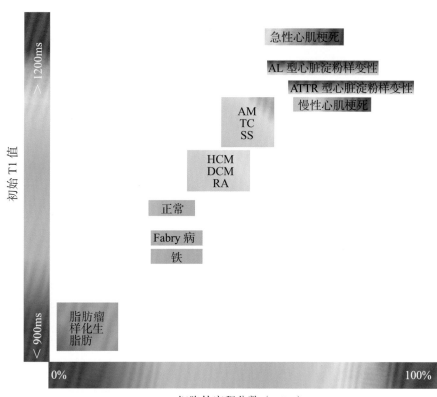

T1 Mapping 与 ECV 在临床实践中的应用

▲ 图 5-2　心肌 T1 值和 ECV 升高反映了心肌弥漫性纤维化

AL. 轻链型；ATTR. 转甲状腺素蛋白型；SS. 干燥综合征；HCM. 肥厚型心肌病；DCM. 扩张型心肌病；RA. 类风湿性关节炎；TC. 应激性心肌病；AM. 淀粉样蛋白。T1 mapping 和 ECV 技术目前正在兴起，但在很多地方仍未完全整合到临床常规实践中，因为还需要良好的标准化 ［公开来源，引自 Messroghli et al. Journal of Cardiovascular Magnetic Resonance (2017) 19: 75(6). ］

者中有不到 10% 的患者左心室射血分数（LVEF ）＜ 35%。在 EF 减低之前，CMR 可以利用心肌应变成像识别心肌形变，从而早期发现肌营养不良相关的心血管受累。超过 1/3 的 Duchenne 型肌营养不良患者有非缺血性 LGE，典型的 LGE 位于左心室侧壁心外膜下，这种类型的 LGE 与进展为左心室功能障碍和死亡的风险增加相关 [1]。

三、遗传性心肌病

遗传性心肌病为由于基因突变引起的心肌病，最常见的类型为肥厚型心肌病（hypertrophic cardiomyopathy，HCM）。

$$ECV = \frac{\left(\dfrac{1}{\text{增强后心肌 T1 值}} - \dfrac{1}{\text{初始心肌 T1 值}}\right)}{\left(\dfrac{1}{\text{增强后血池 T1 值}} - \dfrac{1}{\text{初始血池 T1 值}}\right)} \times (100 - \text{红细胞比容})$$

▲ 图 5-3　在获取红细胞比容结果的情况下，根据注射对比剂前后心肌 T1 值和血池 T1 值来估算 ECV 的公式

其原理是，如果心肌存在间质纤维化，对比剂就能占据更多的细胞外空间，从而影响增强后的 T1 值。初始 T1 值随纤维化程度增加而增加

（一）肥厚型心肌病

HCM 是由编码肌节蛋白的基因突变引起的遗传性心肌病，为常染色体显性遗传，但也有其他少见遗传形式，如 X 连锁隐性遗传。目前 HCM 是最常见的遗传病之一，其患病率现在已经修正为 > 1/500，最高可以达到 1/200～1/300[7]。该病通常在青少年时期症状明显，总体死亡风险 < 1%，但在医院期间的死亡率更高，为 3%～6%。根据 2014 年欧洲心脏病学会（ESC）指南[8]，HCM 患者的初步评估时应包括 CMR 检查，因为 CMR 在评估特殊类型的心肌肥大（如心尖部和前侧壁肥厚）、并发症（如室壁瘤）、血栓和 HCM 相关征象（如乳头肌异常和多发左心室隐窝）方面优于超声心动图[9-14]。在 LGE 成像中，超过 1/3 的患者（HCM）存在非缺血性瘢痕，这些瘢痕通常位于肥厚区域的心肌内及室间隔右心室插入点的位置。CMR 能够准确测量室壁厚度和心肌质量，并有助于鉴别诊断心肌肥厚的其他疾病，如浸润性心肌病（淀粉样变性、Anderson-Fabry 病等）[9-13]。

表 5-1 总结了 CMR 在 HCM 中的适应证。

评估 HCM 的 CMR 扫描方案应常规包括电影序列，以评估心肌肥厚及肥厚心肌的分布、双心室体积、功能和心肌质量；如果存在动态性压力梯度及二尖瓣前叶收缩前运动（SAM 征），则应特别注意加扫三腔心和左心室流出道层面，主动脉瓣切面的相位对比成像（Flow 序列）有助于显示 LVOT 存在动态性压力梯度。此外，还应常规扫描 LGE 序列以显示非缺血性心肌瘢痕。HCM 的 CMR 报告应包括以下几个方面的详细信息。

- 心室体积、质量和双心室功能。
- 室壁厚度和节段性 LV 运动功能。
- 是否存在 LVOT 动态性梗阻和 SAM 征。

- 是否存在心肌瘢痕或瘢痕范围较前扩大。

　　HCM 患者心源性猝死（sudden cardiac death，SCD）的危险因素中的临床因素包括 HCM 家族史、晕厥、非持续性室性心动过速（ventricular tachycardia，VT）、劳累时低血压，同时也与影像学表现相关，提示 HCM 患者心源性猝死的高危征象包括以下内容。

- 室壁明显肥厚＞ 30mm（舒张末期厚度）。
- 存在 LGE 及范围扩大[15]。
- LVOT 存在动态性梗阻。

　　HCM 的主要 CMR 表现包括以下内容。

- 局限性左心室肥厚（＞ 15mm 或间隔壁 / 下侧壁厚度比＞ 1.3）。CMR 比超声心动图能更好地发现心尖段和侧壁的心肌肥厚。
- 肥厚心肌节段性运动减低。
- 存在左心室隐窝是提示 HCM 的标志，也可出现在基因突变携带者中，患者可能处于心肌尚未发展为非对称性肥厚的阶段。
- 肥厚的心肌节段存在非缺血性瘢痕（LGE）。

表 5-1　根据 2014 年欧洲心脏病学会（ESC）指南的 HCM 的 CMR 适应证[8]

适应证	推荐等级	LOE
建议由在心脏影像和心肌病评估方面经验丰富的团队进行 CMR 扫描及诊断	I	C
无禁忌证时，对于怀疑 HCM 但存在超声心动图诊断窗口不足的患者，为了明确诊断应推荐 CMR 及 LGE 成像	I	B
无禁忌证时，符合 HCM 诊断标准的患者应考虑使用 CMR 及 LGE 成像，以评估心脏结构、心室功能和心肌纤维化的有无及程度	IIa	B
怀疑心尖肥厚型 HCM 或室壁瘤形成的患者，应考虑 CMR 及 LGE 成像	IIa	C
怀疑心脏淀粉样变性的患者应考虑 CMR 及 LGE 成像	IIa	C
行 HCM 间隔壁酒精消融或切除术前可考虑行 CMR 及 LGE 成像，以评估心肌肥厚及纤维化的程度与分布	IIb	C

LOE. 证据水平；I 级：适用；II 级：多数同意（IIa）或普遍同意使用（IIb）；III 级：禁用

　　图 5-4 显示了几种不同类型的左心室肥厚病例，其中包括间隔型、中间型、心尖型和对称型。隐窝是左心室致密心肌内的裂隙，占壁厚的 50% 以上。心肌隐窝不少见，约占 6% 的人群中出现，但在 HCM 患者中更常见，比例高达 12%，尤其在 HCM 基因突变携带者中出现心肌隐窝的比例可高达 24%。隐窝最常见的部位为下壁，尤其是基底段下壁，占 2/3 以上（图 5-5）[14]。

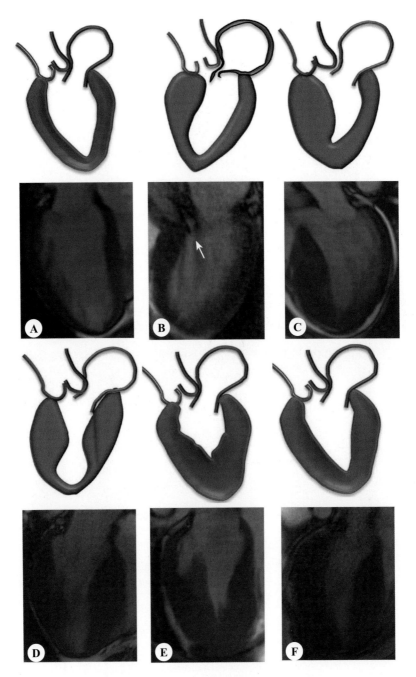

▲ 图 5–4　HCM 不同类型的左心室肥厚

A. 正常心肌；B. 伴有 SAM 征的室间隔肥厚；C. 室间隔肥厚；D. 心室中间段肥厚；E. 心尖肥厚；F. 对称性肥厚（公开来源，引自 Noureldin et al. Journal of Cardiovascular Magnetic Resonance 2012, 14: 17.）

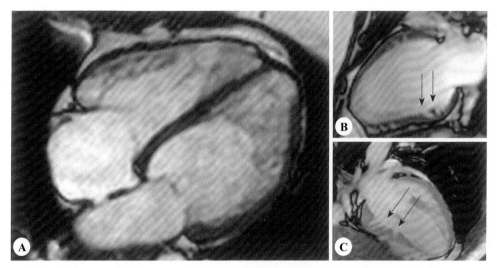

▲ 图 5-5　左心室心肌致密化不全（**A**）和两例基底段下壁出现心肌隐窝（**B** 和 **C**）

公开来源，引自 Tratto da Child et al. Journal of Cardiovascular Magnetic Resonance 2014, 16: 66.

非缺血性瘢痕通常位于 HCM 的肥厚性心肌内，有时在室间隔右心室插入点也可以观察到（图 5-6）。最近一项涉及 3000 例 HCM 患者的关于 LGE 预后的系统性综述研究发现：存在 LGE 的患者心脏性猝死（sudden cardiac death, SCD）风险增加 3.4 倍，总体死亡率、心血管死亡率及心力衰竭风险均增加[15]。

HCM 病例分析

一名 42 岁女性，无症状，血压正常，体检行超声心动图检查。有心源性猝死的家族史。超声显示左心室向心性肥厚（间隔壁厚度为 22mm，下壁厚度为 21mm），左心室射血分数正常，无瓣膜病变。建议患者进行心脏 MR 以评估心肌情况。

SSFP 电影序列证实 LVEF 正常，间隔壁厚度为 24mm，下壁厚度为 22mm（图 5-7A 和 B）。LGE 图像显示下壁心肌内非缺血性 LGE（图 5-7C 和 D，白箭）。所以，CMR 诊断为 HCM 伴心肌纤维化。LGE 能识别高危的 HCM 患者。该患者进行了动态心电图监测，未显示任何心律失常。推荐使用 β 受体拮抗药，并建议短期内临床随访。

（二）左心室心肌致密化不全

左心室心肌致密化不全（left ventri-cular non-compaction, LVNC）是一种由正常心肌发育不全或发育异常所致的心肌病。在大约 1/3 的病例中可以检测到涉及肌节蛋白或细胞骨架蛋白的基因突变[1, 16]。目前欧洲心肌病分类共识将其归类于未分类心肌病[17]。

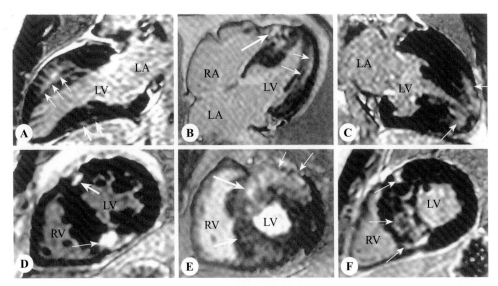

▲ 图 5-6　不同肥厚类型 HCM 的 LGE

A. 前壁心肌内和下壁心外膜下 LGE；B. 心肌内弥漫性 LGE 并延伸至右心室；C. 心尖段 LGE；D. 右心室插入点 LGE；E. 大量 LGE 并基本透壁；F. 间隔壁右心室插入点处的 LGE（公开来源，引自 Maron Journal of Cardiovascular Magnetic Resonance 2012, 14: 13.）

　　尸检时通过对比非致密心肌（non-compacted，NC）和致密心肌（compacted，C）的比率来诊断 LVNC：如果 NC/C > 2，则可诊断为 LVNC。

　　LVNC 可能发生的并发症包括心室血栓、心室功能不全、心力衰竭和心律失常。LVNC 通常影响左心室的心尖段和侧壁部分。在最近的一项研究中，通过 CMR 评估了表现正常的 LVNC 人群的临床演变，在 10 年的随访期间，没有出现并发症和进展[18]。

　　CMR 具有良好的软组织分辨率，能够很好地描绘左心室腔和心内膜边界，因此可以诊断 LVNC。超声心动图和 CMR 拥有不同的诊断标准（表 5-2）[19-22]。最简单的标准是根据 Petersen 标准测量舒张末期左心室长轴扫描中的非致密心肌厚度 / 致密心肌厚度：如果 NC/C > 2.3，则可诊断为 LVNC（图 5-8）。Jacquier 标准基于对非致密心肌质量的评估，如果非致密化的心肌超过左心室总质量的 20%，即可诊断为 LVNC[21]。最近，Stacey 等提出评估舒张末期左心室短轴扫描中的 NC/C：如果 NC/C > 2，就可以做出 LVNC 的诊断[22]。

　　图 5-8 所示为根据 Petersen 准则估计 LVNC 的示例。

　　LVNC 是值得被检查出来的。1%～4% 的运动员被查出患有 LVNC，但只有 0.1% 的病例是伴有左心室功能障碍（EF < 50%）或阳性家族史的病理性 LVNC[23]。LVNC 与左心室功能保留的无症状患者不良预后无关[18]。如果存在左心室功能障碍，患者应

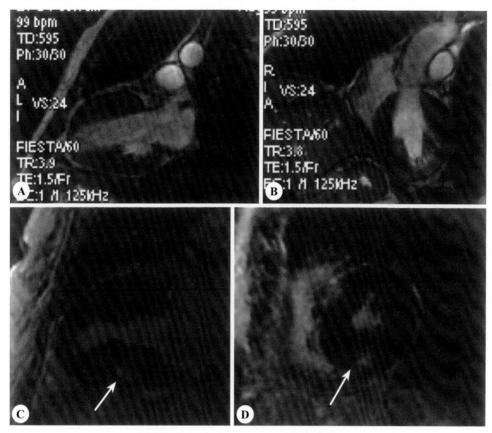

▲ 图 5-7　1 例对称型 HCM（A 和 B），下壁非缺血性 LGE（C 和 D）

表 5-2　不同的 LVNC 诊断标准 [19-22]

	Jenni [19]	Petersen [20]	Jacquier [21]	Stacey [22]
诊断方法	超声心动图	CMR	CMR	CMR
扫描方式	胸骨旁短轴	3 个长轴扫描 SSFP 电影成像	短轴扫描 SSFP 电影成像	短轴扫描 SSFP 电影成像
心动时相	收缩末期	舒张末期	舒张末期	收缩末期
标准	NC/C>2	NC/C>2.3	NC 质量>20%	NC/C>2.0
灵敏度	NA	86%	94%	NA
特异度	NA	99%	94%	NA

NA. 不详

诊断 LVNC 的 Petersen 标准

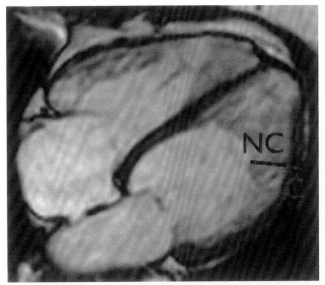

NC/C > 2.3

◀ 图 5–8 **根据 Petersen 标准评估 LVNC 的一个病例**

在舒张末期左心室长轴电影图像计算 NC/C（本例为四腔心）。由于 NC/C > 2.3，因此本例诊断为 LVNC

根据心力衰竭指南进行治疗；相反，如果患者无症状且无阳性家族史（心肌病、心源性猝死、肌营养不良和先天性心脏病），则患者应放心，甚至不建议随访（图 5–9）。

（三）致心律失常性右心室心肌病

致心律失常性右心室心肌病 (arrhythmogenic right ventricular cardiomyopathy, ARVC)，又称致心律失常性右心室发育不良 (arrhythmogenic right ventricular dysplasia, ARVD)，是一种遗传性心肌病，主要为常染色体显性遗传。ARVC 的特征性病理改变为右心室心肌被纤维脂肪组织所替代。病变主要累及右心室，可逐渐引起局部甚至整体收缩和舒张功能紊乱。ARVC/D 通常表现为右心室扩大和（或）整体或节段性右心室室壁运动

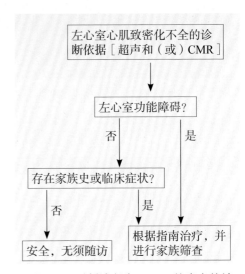

▲ 图 5–9 **对新诊断为 LVNC 的患者的健康管理建议**

家族史包括心肌病、心源性猝死、肌营养不良和先天性心脏病。LVNC 的临床症状与心室血栓、左心衰竭、晕厥和心律失常有关

障碍，而这些右心室的异常改变可以通过 CMR 被准确观测到。病变区域心电传导迂曲缓慢，有利于产生折返性室性心律失常。ARVC 的早期发展多隐匿，因此猝死可为首发或唯一症状。ARVC 已成为目前青年人，尤其是年轻运动员猝死的主要死因之一。快速性室性心律失常的反复发作往往为阶段性，又称"活动期"。随着病情的进展，右心和左心衰竭相继出现。晚期阶段倘若不采取心脏移植，充血性心力衰竭会成为死亡的主要原因。

目前 ARVC 的 CMR 诊断标准包括评估节段性和整体性的右心室功能（表 5-3），与旧标准相比，CMR 诊断 ARVC 具有更高的敏感性和特异性[24, 25]。

表 5-3　**2010 年国际专家组（International Task Force，ITF）ARVC 诊断标准** *[24, 26]

	1. 局部或整体功能异常和结构改变
主要条件	二维超声：右心室局部无运动，运动障碍或室壁瘤伴有下列情况之一（舒张末期） • 右心室流出道胸骨旁长轴≥32mm［体表面积校正后（PLAX/BSA）≥19mm/m^2］ • 右心室流出道胸骨旁长轴≥36mm［体表面积校正后（PSAX/BSA）≥21mm/m^2］ • 面积变化分数≤33%
	MRI：右心室壁局部无运动、运动障碍或右心室收缩不同步伴有下列情况之一 • 右心室舒张末容积 /BSA≥110ml/m^2（男），≥100ml/m^2（女） • 右心室射血分数≤40%
	右心室造影：右心室壁局部无运动、运动障碍或室壁瘤
次要条件	二维超声：右心室局部运动减低、运动障碍伴有下列情况之一（舒张末期） • 29≤PLAX RVOT<32mm［16≤体表面积校正后（PLAX/BSA）<19mm/m^2］ • 32≤PSAX RVOT<36mm［18≤体表面积校正后（PSAX/BSA）<21mm/m^2］ • 33%<右心室射血分数≤40%
	MRI：右心室壁局部无运动、运动障碍或右心室收缩不同步伴有下列情况之一 • 100ml/m^2≤右心室舒张末容积 /BSA<110ml/m^2（男），90ml/m^2≤右心室舒张末容积 /BSA<100ml/m^2（女） • 40%<右心室射血分数≤45%
	2. 室壁组织改变
主要条件	至少一份活检标本形态学分析显示残余心肌细胞<60%（或估计<50%），伴有右心室游离壁心肌组织被纤维组织取代，伴有或不伴有脂肪组织取代心肌组织
次要条件	至少一份活检标本形态学分析显示残余心肌细胞 60%~75%（或估计 50%~65%），伴有右心室游离壁心肌组织被纤维组织取代，伴有或不伴有脂肪组织取代心肌组织
	3. 复极障碍
主要条件	右胸导联 T 波倒置（V$_1$、V$_2$、V$_3$），或者 14 岁以上（不伴右束支传导阻滞，QRS≥120ms）

（续表）

次要条件	V_1 和 V_2 导联 T 波倒置（14 岁以上，不伴右束支传导阻滞），或 V_4、V_5、V_6 导联 T 波倒置 V_1、V_2、V_3 和 V_4 导联 T 波倒置（14 岁以上，伴有完全性右束支传导阻滞）

4. 除极 / 传导异常

主要条件	右胸导联（$V_1 \sim V_3$）Epsilon 波（在 QRS 综合波终末至 T 波之间诱发出低电位信号）
次要条件	标准心电图无 QRS 波群增宽，QRS<110ms 情况下，信号平均心电图至少 1/3 参数显示出晚电位 QRS 滤过时程≥114ms QRS 终末时程<40μV（低振幅信号时程）≥38ms 终末 40ms 平方根电压≤20μV QRS 终末激动时间≥55ms，测量 V_1、V_2 或 V_3 导联 QRS 最低点至 QRS 末端包括 R' 波，无完全性 RBBB

5. 心律失常

主要条件	持续性或非持续性左束支传导阻滞型室性心动过速，伴电轴向上（Ⅱ、Ⅲ、aVF QRS 负向或不确定，aVL 正向）
次要条件	持续性或非持续性右心室流出道型室性心动过速，LBBB 型室性心动过速，伴电轴向下（Ⅱ、Ⅲ、aVF QRS 正向，aVL 负向），或电轴不明确 Holter 显示室性期前收缩 24h>500 个

6. 家族史

主要条件	一级亲属中有符合专家组诊断标准的 ARVC/D 的患者 一级亲属中有尸检或手术病理确诊为 ARVC/D 的患者 经评估明确患者具有 ARVC/D 致病基因的有意义的突变
次要条件	一级亲属中有可疑 ARVC/D 患者但无法证实患者是否符合目前诊断标准 可疑 ARVC/D 引起的早年猝死家族史（<35 岁） 二级亲属中有病理证实或符合目前专家组诊断标准的 ARVC/D 患者

ARVC/D 诊断标准：具备 2 项主要条件，或者 1 项主要条件加 2 项次要条件，或者 4 项次要条件；临界诊断：具备 1 项主要条件和 1 项次要条件，或者 3 项不同方面的次要条件；可疑诊断：具备 1 项主要条件或 2 项不同方面的次要条件
*. 译者注：原文疑有误，已修改。本标准摒弃了室壁运动减弱指标；致病性突变指 DNA 改变导致了蛋白编码的改变，并且非 ARVC/D 对照人群无或罕见次改变，或者突变改变了蛋白的功能或结构，或者突变与相关家系连锁

　　致心律失常性右心室心肌病是一种逐渐进展的疾病，患者室性心律失常风险升高，并可能危及生命。在 50%～60% 的病例中，存在与桥粒蛋白的基因突变：桥粒蛋白参与心肌细胞黏着连接。ARVC 的诊断标准包括了临床、遗传学和影像学指标。超过 50% 的病例可累及左心室；在此基础上，"致心律失常性心肌病"的概念被提出，用来代指可能的双心室受累[26]。

心电图异常往往发生在疾病的早期，表现为右心前区导联 T 波倒置（V_1～V_2）；起源于右心室的心律失常具有典型的左束支传导阻滞（left bundle branch block，LBBB）和电轴向上的形态学特征。

CMR 通过舒张末期体积评估右心室体积，通过系列短轴或横断位电影图像评估右心室整体收缩功能和节段性运动功能。根据诊断标准，仅有 CMR 是不足以诊断 ARVC 的，必须结合其他标准结合才能进行诊断[26]。右心室壁心肌纤维脂肪化或纤维替代可通过 CMR 进行评估，但此异常并不是诊断 ARVC 必需的指标，同时心肌纤维脂肪化或纤维替代也可累及左心室。

图 5-10 为一名患有 ARVC 的 67 岁男性。诊断依据包括心电图出现 V_1～V_4 导联的 T 波倒置（图 5-10A），已发现患者具有室性心动过速伴左束支传导阻滞和额面电轴上偏的心电图异常（图 5-10B），CMR 发现右心室扩大（右心室指数化的舒

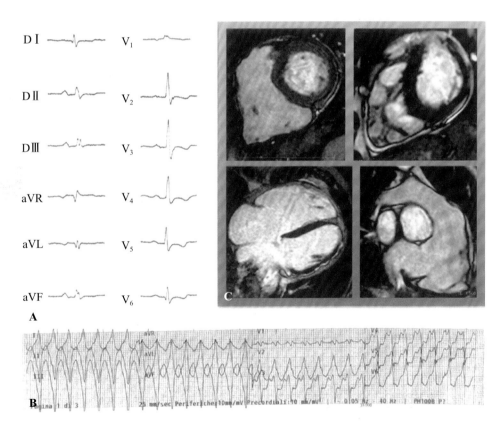

▲ 图 5-10 **A.** 1 例 ARVC 患者的心电图结果；**B.** 源自右心室的室性心动过速（额面电轴上偏）；**C.** CMR 表现为与 ARVC 临床诊断一致的节段性室壁运动异常和右心室整体收缩功能障碍

张末期容积＞ 110ml/m²，RVEF ＜ 40%）、右心室流出道扩张和右心室壁运动障碍（图 5-10C）。

四、炎症性心肌病

本部分主要介绍炎症性心肌病中的结节病和系统性炎性疾病相关性心肌病。

（一）结节病

结节病是一种肉芽肿性炎性疾病，多器官受累，可能影响心脏。5% 的病例出现心脏受累症状，然而，有 25% 的病例通过尸检确认心脏受累，20% 的患者通过 CMR 确认心脏受累。因此，建议将 CMR 作为结节病的诊断依据之一，以确认结节病的心脏受累[1, 27]。心脏受累的结节病患者可以检测到心肌水肿、心肌炎和 LGE。LGE 提示较高的心律失常和死亡的风险，而且与射血分数值无关[28, 29]。LGE 为非缺血型特征，位于心外膜下或心肌内，并通常累及左心室侧壁。然而，有些患者具有广泛的 LGE，甚至具有透壁性或心内膜下分布的 LGE，但其信号强度低于缺血性 LGE，而且不具有冠状动脉节段性分布特征。

结节病病例分析

一名 46 岁男子因呼吸急促和晕厥被送往急诊室。他几天前晕厥。体查发现心动过缓（心率为 35 次 / 分），血压升高（160/90mmHg），肺部听诊正常。心电图显示三度房室传导阻滞，140ms 的宽 QRS 波。胸部 X 线显示纵隔淋巴结肿大。超声心动图正常。临床怀疑结节病因此进行 CMR 检查。

MR 心脏电影成像显示心室功能正常。STIR-T2 序列显示间隔壁、前壁、前外侧壁和下壁均出现心肌水肿（图 5-11，红箭），并在相同的左心室节段中存在非缺血型 LGE（图 5-11，白箭）。因此，CMR 证实了临床怀疑的结节病心脏受累。胸部 CT 扫描显示肺部间质性结节（直径 5mm），经支气管活检病理确诊结节病。

（二）系统性炎性疾病相关性心肌病

在系统性炎性疾病（如系统性红斑狼疮、类风湿性关节炎、血管炎）的情况下，CMR 可检测到不同形式的心血管受累，表现包括有冠状动脉粥样硬化加速继发的心肌灌注异常和缺血性瘢痕形成、心肌炎、心包炎、心脏瓣膜病和血管炎[1]。

五、浸润性心肌病（淀粉样变性、血色素沉着症、Anderson-Fabry 病）

CMR 可以更精确地评估浸润性心肌病节段性和完整的双心室功能，以及识别浸润组织的特征（表 5-4）。

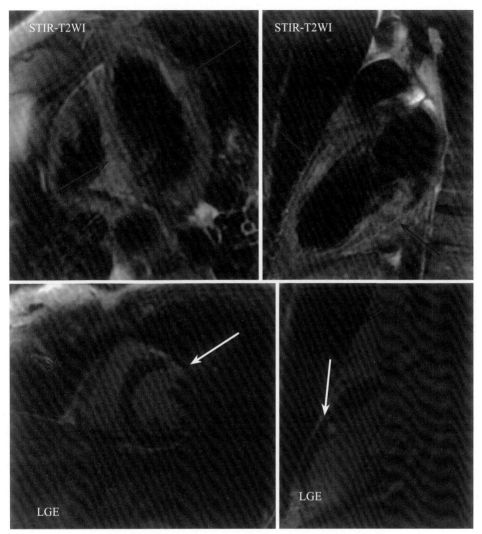

▲ 图 5-11　心脏结节病病例，表现为心肌水肿（红箭）及同节段非缺血型 LGE（白箭）

表 5-4　浸润性心肌病的 CMR 表现

浸润性心肌病	病理物质	CMR 表现
淀粉样变性	免疫球蛋白轻链型淀粉样变性 甲状腺素转运蛋白淀粉样变性	室壁增厚，双心房扩大，心内膜下 LGE
血色素沉着症	铁	心肌 T2* 值降低与铁过载程度成正比
Anderson-Fabry 病	鞘糖脂	50% 患者出现左心室壁增厚，伴有非缺血性 LGE（通常表现为下侧壁心外膜下 LGE）。由于心肌内脂质的积累，初始 T1 值减低

心脏淀粉样变性（cardiac amyloidosis，CA）是一种由于错误折叠的蛋白形成纤维样物质沉积在心肌组织及其他心脏结构，导致以心力衰竭及相关症状为主的浸润性心肌病。对于怀疑淀粉样变性的患者，SSFP 可检测心脏的形态学特征，主要包括心室壁增厚，尤其是室间隔增厚，20% 患者房间隔增厚（通常 > 6mm），双心房扩大，心包积液和胸腔积液。因淀粉样蛋白与对比剂具有高亲和力，LGE 成像的典型特征为很难评估 TI-Scout 序列最佳的反转时间，LGE 表现为弥漫性心内膜下或透壁性延迟强化（图 5-12）[30, 31]。

可以利用基于 LGE 严重程度的 QUALE 评分方法来鉴别免疫球蛋白轻链型淀粉样变性（amyloidosis light-chain，AL）和甲状腺素转运蛋白淀粉样变性（amyloidosis transthyretin-related，ATTR）。与 AL 型淀粉样变性相比，ATTR 型淀粉样变性更常见透壁性 LGE（约 90% 的患者），并且容易累及右心室。QUALE 评分（图 5-13）使

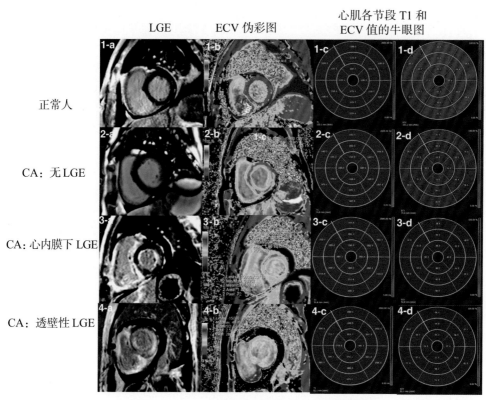

▲ 图 5-12　LGE 程度不断增加的淀粉样变性病例

A. 正常人；B. 无明显 LGE 的淀粉样变病例；C. 心内膜下 LGE 的淀粉样变性病例；D. 广泛透壁性 LGE 的淀粉样变性病例。随着淀粉样物质浸润和 LGE 范围的扩大，心肌 T1 值和 ECV 呈进行性升高［公开来源，引自 Lin L.et al. J Cardiovasc Magn Reson.2018 Jan 3: 20(1): 2.］

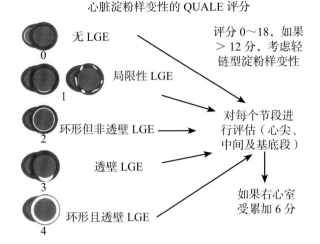

心脏淀粉样变性的 QUALE 评分

无 LGE

局限性 LGE

环形但非透壁 LGE

透壁 LGE

环形且透壁 LGE

评分 0～18，如果 > 12 分，考虑轻链型淀粉样变性

对每个节段进行评估（心尖、中间及基底段）

如果右心室受累加 6 分

◀ 图 5–13　根据 LGE 严重程度评价淀粉样变性的 QUALE 评分

用三个心室层面（基底层、中间层和心尖层）LGE 评分的累计总分来鉴别 ATTR 型淀粉样变性和 AL 型淀粉样变性：每个层面的评分为 0（无 LGE）～4（环形且透壁 LGE）分不等，最高评分为 12 分；如果右心室受累，则再加 6 分，最高评分则为 18 分；如果评分达到或超过 13 分（> 12 分），则诊断为 AL 型淀粉样变性。该评分法鉴别 ATTR 型淀粉样变性和 AL 型淀粉样变性的敏感性达 82%，特异性达 76%[32]。

　　尽管 ATTR 型淀粉样变性的 LGE 病灶范围更广，但由于新的特异性治疗方法的发现（ATTR 抑制药：这些药物作用于肝脏以减少转甲状腺素的产生；ATTR 稳定药：可稳定转甲状腺素蛋白，从而防止其分裂并形成淀粉样原纤维），其预后优于 AL 型淀粉样变性（表 5–5）。

表 5–5　甲状腺素转运蛋白淀粉样变性和免疫球蛋白轻链型淀粉样变性的鉴别诊断

特　征	甲状腺素转运蛋白淀粉样变性	免疫球蛋白轻链型淀粉样变性
左心室重量	显著增加（>100g/m^2）	增加（<100g/m^2）
间隔壁厚度	++	+
初始 T1 值（T1 mapping）	T1$_{AL}$>1050～1150ms>T1$_{ATTR}$（1.5T）	
LGE	弥漫性	非弥漫性
治疗	新的特异性治疗	化疗
预后	较好	差

Anderson-Fabry 病是一种 X 连锁遗传性鞘糖脂代谢障碍性疾病，其特征是鞘糖脂在不同组织和器官的内皮细胞中积累，造成这些组织和器官缺血和梗死。主要累及心脏、肾脏、大脑和皮肤，表现为不同临床症状，其中包括四肢疼痛（肢端感觉异常）、神经性疼痛、头痛、肾功能不全和伴有脂质沉积的心脏病。CMR 可检测左心室室壁增厚，典型的 LGE 位于下侧壁的心外膜下。由于这是病理性的脂质积聚，在脂质积聚的区域 T1 mapping 序列获得的心肌初始 T1 值减低（图 5-2）；然而，在继发替代性纤维化的区域 T1 值反而可能会升高[33, 34]。

血色素沉着症是以铁病理性积聚为特征，主要累及心脏和肝脏。CMR 可通过 T2* 序列检测心肌或肝脏的 T2* 值（或 R2* 值）来发现并量化这两个器官中的铁过载，随着组织中铁水平的增加而 T2* 值逐渐减低。梯度回波序列可通过选择感兴趣的区域来测算心脏（通常为室间隔）和肝脏组织的 T2* 值[35, 36]。图 5-14 为 1 例心脏和肝脏铁过载的病例。血色素沉着症可为原发性（遗传病）或继发于反复输血后所致铁过载（如珠蛋白生成障碍性贫血或骨髓异常增生症）。T2* 的诊断心肌铁沉积的参考值详见表 5-6。

六、Takotsubo 综合征

Takotsubo 综合征（应激性心肌病）由 Sato 等于 1990 年首次报道，由于应激性心肌病发病时左心室收缩末期的形状很像日本的捕章鱼篓（日语 Takotsubo），因此将其命名为 Takotsubo 综合征[37-39]（图 5-15）。Takotsubo 综合征的病理生理学改变类似于急性冠状动脉综合征，由应激所致冠状动脉微循环功能障碍[39]，而非心肌病。该病好发于绝经后女性，情感或身体的刺激可以触发 Takotsubo 综合征的发生，发病数天后开始恢复，通常在几周后完全缓解。CMR 可确定 Takotsubo 综合征的诊断并进行鉴别诊断（如心肌梗死和心肌炎）[34, 35]。

Takotsubo 综合征特征性的 CMR 表现[34, 35] 如下所述。

- 心尖段室壁无运动和基底段过度运动。
- T2WI 上表现为心尖段心肌水肿（与运动功能障碍的心肌节段相同）。
- 病变心肌区域无 LGE。
- 出现症状 3～6 个月后随访，病变具有可逆性。

评估 Takotsubo 综合征的常规 CMR 方案包括 SSFP 电影序列（评估运动和功能）、STIR-T2WI（评估心肌水肿）和 LGE。图 5-15 展示了一个典型的 Takotsubo 综合征病例。

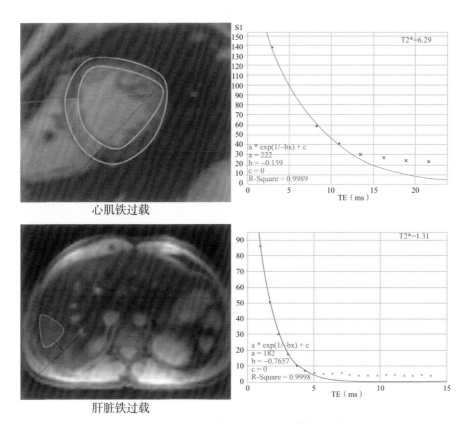

心肌铁过载

肝脏铁过载

▲ 图 5–14 **1 例心脏和肝脏铁过载的患者**

梯度回波序列可以估算出心肌的 T2* 值为 6.29ms（标记为绿色的室间隔区域），肝脏的 T2* 值为 1.31ms（标记为绿色的肝脏区域）（公开来源，引自 Garbowski et al. Journal of Cardiovascular Magnetic Resonance 2014, 16: 40.）

表 5–6　**T2* 序列对铁过载诊断的严重程度分度的价值（1.5T）**

心肌 T2*（ms）	铁过载程度	肝脏 T2*（ms）	铁过载程度
≥20	无	≥15.4	无
14～20	轻度	4.5～15.4	轻度
10～14	中度	2.1～4.5	中度
≤10	重度	≤2.1	重度

Takotsubo 综合征和典型的 CMR 表现

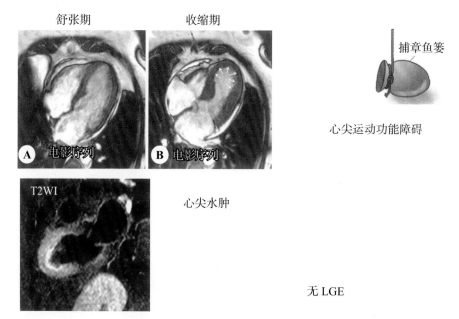

▲ 图 5-15 1 例典型的 Takotsubo 综合征患者

心尖段球形扩大伴室壁无运动（A 和 B）、心尖段心肌水肿（T2WI），累及的心尖段心肌无 LGE［公开来源，引自 Plácido et al. Journal of Cardiovascular Magnetic Resonance (2016) 18: 68.］

七、CMR 在心肌病临床管理中的辅助价值

CMR 可以更准确地评估心脏形态学、双心室体积和功能，更重要的是还可以无创性的评估心肌组织学特征（心肌弥漫性纤维化、心肌脂肪积聚、心肌水肿和瘢痕）。在此基础上，对于疑似或确诊的心肌病，CMR 为二级影像学检查中的首选检查方法（图 5-16）。在非缺血性心肌病中，LGE 的分布通常是心外膜下或心肌内非缺血性的分布特征，具有与临床表现和其他 CMR 序列相关的非特异性特征（图 5-17）。

八、心肌病 CMR 要点与扫描方案

- CMR 是评估双心室体积和功能的金标准。此外，CMR 可很好地无创性评估形态学和心肌组织学特征。心肌病是使用 CMR 的主要适应证之一。
- 心肌病的标准 CMR 扫描方案包括电影序列、T1WI（无脂肪抑制和脂肪抑制）、T1 mapping（如果有此序列）、STIR-T2WI、T2 mapping（如果有此序列）、T2* 评估铁过载、EGE（如果需要排除血栓）和 LGE（表 5-7）。

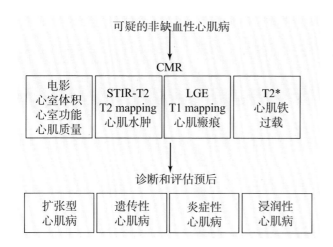

◀ 图 5–16　CMR 在心肌病的诊断和评估预后中的作用

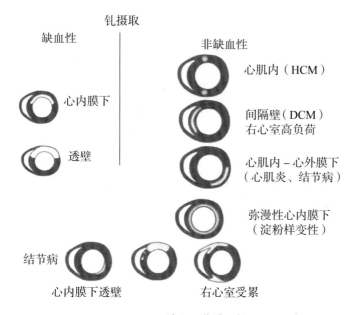

▲ 图 5–17　缺血和非缺血性 LGE 示意图

在结节病和淀粉样变性病中，LGE 可能有不同的分布模式，有时可能表现为缺血性模式（心内膜下和透壁），但与冠状动脉的节段性分布区域不一致

- T1 mapping 序列通过测量心肌初始 T1 值可在不使用对比剂的情况下识别心肌弥漫性纤维化，还可以识别特定的心肌组织学异常（如脂肪、铁过载和 Anderson-Fabry 病时 T1 值降低，心肌炎和淀粉样变性时 T1 值升高）。

表 5-7　用于评估疑似或已确诊心肌病的 CMR 标准扫描方案

序　列	观察目标
电影成像	形态学、体积、双心室功能
T1WI（无脂肪抑制和脂肪抑制）	形态学和纤维 – 脂肪替代
T1 mapping	评估弥漫性纤维化和心肌浸润过程
STIR-T2WI 或 T2 mapping	评估心肌水肿和炎症
T2*	评估铁过载
LGE（延迟钆增强）	评估心肌瘢痕及其分布

参 考 文 献

[1]　Patel AR, Kramer CM.Role of cardiac magnetic resonance in the diagnosis and prognosis of nonischemic cardiomyopathy. JACC Cardiovasc Imaging. 2017;10(10 Pt A):1180–93.

[2]　Bruder O, Wagner A, Lombardi M, Schwitter J, van Rossum A, Pilz G, Nothnagelv D, Steen H, Petersen S, Nagel E, Prasad S, Schumm J, Greulich S, Cagnolo A, Monney P, Deluigi CC, Dill T, Frank H, Sabin G, Schneider S, Mahrholdt H.European Cardiovascular Magnetic Resonance (EuroCMR) registry – multi national results from 57 centers in 15 countries. J Cardiovasc Magn Reson. 2013;15:9. https://doi.org/10.1186/1532–429X-15–9.

[3]　Aquaro GD, Di Bella G, Castelletti S, et al. Clinical recommendation of cardiac magnetic resonance, part Ⅱ: inflammatory and congenital heart disease, cardiomyopathies and cardiac tumors: a position paper of the working group "Applicazioni della Risonanza Magnetica" of the Italian Society of Cardiology. J Cardiovasc Med. 2017;18:209–22.

[4]　Gulati A, Jabbour A, Ismail TF, Guha K, Khwaja J, Raza S, Morarji K, Brown TD, Ismail NA, Dweck MR, Di Pietro E, Roughton M, Wage R, Daryani Y, O'Hanlon R, Sheppard MN, Alpendurada F, Lyon AR, Cook SA, Cowie MR, Assomull RG, Pennell DJ, Prasad SK.Association of fibrosis with mortality and sudden cardiac death in patients with nonischemic dilated cardiomyopathy. JAMA. 2013;309(9):896–908.

[5]　Mikami Y, Cornhill A, Heydari B, Joncas SX, Almehmadi F, Zahrani M, Bokhari M, Stirrat J, Yee R, Merchant N, Lydell CP, Howarth AG, White JA.Objective criteria for septal fibrosis in non-ischemic dilated cardiomyopathy: validation for the prediction of future cardiovascular events. J Cardiovasc Magn Reson. 2016;18(1):82.

[6]　Messroghli DR, Moon JC, Ferreira VM, Grosse-Wortmann L, He T, Kellman P, Mascherbauer J, Nezafat R, Salerno M, Schelbert EB, Taylor AJ, Thompson R, Ugander M, van Heeswijk RB.Friedrich MG.Clinical recommendations for cardiovascular magnetic resonance mapping of T1, T2, T2* and extracellular volume: a consensus statement by the Society for Cardiovascular Magnetic Resonance (SCMR) endorsed by the European Association for Cardiovascular Imaging (EACVI). J Cardiovasc Magn Reson. 2017;19(1):75.

[7]　Semsarian C, Ingles J, Maron MS, Maron BJ.New perspectives on the prevalence of hypertrophic cardiomyopathy. J Am Coll Cardiol. 2015;65(12):1249–54.

[8]　Authors/Task Force Members, Elliott PM, Anastasakis A, Borger MA, Borggrefe M, Cecchi F, Charron P, Hagege AA, Lafont A, Limongelli G, Mahrholdt H, WJ MK, Mogensen J, Nihoyannopoulos P, Nistri S, Pieper PG, Pieske B, Rapezzi C, Rutten FH, Tillmanns C. 2014 ESC Guidelines on diagnosis and management of hypertrophic cardiomyopathy: the Task Force for the Diagnosis and Management of Hypertrophic Cardiomyopathy of the European Society of Cardiology (ESC). Eur Heart J. 2014;35(39):2733–79.

[9]　Noureldin RA, Liu S, Nacif MS, Judge DP, Halushka MK, Abraham TP, Ho C, Bluemke DA.The diagnosis of hypertrophic cardiomyopathy by cardiovascular magnetic resonance. J Cardiovasc Magn Reson. 2012;14:17.

[10]　Maron MS.Clinical utility of cardiovascular magnetic resonance in hypertrophic cardiomyopathy. J Cardiovasc Magn Reson. 2012;14(1):13.

[11]　Hindieh W, Chan R, Rakowski H.Complementary role of echocardiography and cardiac magnetic resonance in

hypertrophic cardiomyopathy. Curr Cardiol Rep. 2017;19(9):81.

[12] Choudhury L, Rigolin VH, Bonow RO.Integrated imaging in hypertrophic cardiomyopathy. Am J Cardiol. 2017;119(2):328–39.

[13] Marchesini M, Uguccioni L, Parisi R, Mattioli G, Terzi F, Olivieri R, Capucci A, Fattori R.The role of cardiac magnetic resonance imaging in hypertrophic cardiomyopathy. Rev Cardiovasc Med. 2016;17(1–2):57–64.

[14] Child N, Muhr T, Sammut E, Dabir D, Ucar EA, Bueser T, Gill J, Carr-White G, Nagel E, Puntmann VO.Prevalence of myocardial crypts in a large retrospective cohort study by cardiovascular magnetic resonance. J Cardiovasc Magn Reson. 2014;16:66.

[15] Weng Z, Yao J, Chan RH, He J, Yang X, Zhou Y, He Y.Prognostic value of LGE-CMR in HCM: a meta-analysis. JACC Cardiovasc Imaging. 2016;9(12):1392–402.

[16] Towbin JA, Lorts A, Jefferies JL.Left ventricular non-compaction cardiomyopathy. Lancet. 2015;386(9995):813–25.

[17] Elliott P, Andersson B, Arbustini E, Bilinska Z, Cecchi F, Charron P, Dubourg O, Kühl U, Maisch B, McKenna WJ, Monserrat L, Pankuweit S, Rapezzi C, Seferovic P, Tavazzi L, Keren A.Classification of the cardiomyopathies: a position statement from the European Society of Cardiology Working Group on Myocardial and Pericardial Diseases. Eur Heart J. 2008;29(2):270–6.

[18] Zemrak F, Ahlman MA, Captur G, Mohiddin SA, Kawel-Boehm N, Prince MR, Moon JC, Hundley WG, Lima JA, Bluemke DA, Petersen SE.The relationship of left ventricular trabeculation to ventricular function and structure over a 9.5–year follow-up: the MESA study. J Am Coll Cardiol. 2014;64(19):1971–80.

[19] Jenni R, Wyss CA, Oechslin EN, Kaufmann PA.Isolated ventricular noncompaction is associated with coronary microcirculatory dysfunction. J Am Coll Cardiol. 2002;39(3):450–4.

[20] Petersen SE, Selvanayagam JB, Wiesmann F, Robson MD, Francis JM, Anderson RH, Watkins H, Neubauer S.Left ventricular non-compaction: insights from cardiovascular magnetic resonance imaging. J Am Coll Cardiol. 2005;46(1):101–5.

[21] Jacquier A, Thuny F, Jop B, Giorgi R, Cohen F, Gaubert JY, Vidal V, Bartoli JM, Habib G, Moulin G. Measurement of trabeculated left ventricular mass using cardiac magnetic resonance imaging in the diagnosis of left ventricular non-compaction. Eur Heart J. 2010;31(9):1098–104.

[22] Stacey RB, Andersen MM, St Clair M, Hundley WG, Thohan V. Comparison of systolic and diastolic criteria for isolated LV noncompaction in CMR. JACC Cardiovasc Imaging. 2013;6 (9):931–40.

[23] Caselli S, Ferreira D, Kanawati E, Di Paolo F, Pisicchio C, Attenhofer Jost C, Spataro A, Jenni R, Pelliccia A.Prominent left ventricular trabeculations in competitive athletes: a proposal for risk stratification and management. Int J Cardiol. 2016;223:590–5.

[24] Marcus FI, McKenna WJ, Sherrill D, Basso C, Bauce B, Bluemke DA, Calkins H, Corrado D, Cox MG, Daubert JP, Fontaine G, Gear K, Hauer R, Nava A, Picard MH, Protonotarios N, Saffitz JE, Sanborn DM, Steinberg JS, Tandri H, Thiene G, Towbin JA, Tsatsopoulou A, Wichter T, Zareba W. Diagnosis of arrhythmogenic right ventricular cardiomyopathy/dysplasia: proposed modification of the Task Force Criteria. Eur Heart J. 2010;31(7): 806–14.

[25] Vermes E, Strohm O, Otmani A, Childs H, Duff H, Friedrich MG.Impact of the revision of arrhythmogenic right ventricular cardiomyopathy/dysplasia task force criteria on its prevalence by CMR criteria. JACC Cardiovasc Imaging. 2011;4(3):282–7.

[26] Haugaa KH, Basso C, Badano LP, Bucciarelli-Ducci C, Cardim N, Gaemperli O, Galderisi M, Habib G, Knuuti J, Lancellotti P, McKenna W, Neglia D, Popescu BA, Edvardsen T, EACVI Scientific Documents Committee, EACVI Board members and external reviewers; EACVI Scientific Documents Committee, EACVI Board Members and External Reviewers. Comprehensive multi-modality imaging approach in arrhythmogenic cardiomyopathy-an expert consensus document of the European Association of Cardiovascular Imaging. Eur Heart J Cardiovasc Imaging. 2017;18(3):237–53.

[27] Writing Group; Document Reading Group; EACVI Reviewers: This document was reviewed by members of the EACVI Scientific Documents Committee for 2014–2016 and 2016–2018. A joint procedural position statement on imaging in cardiac sarcoidosis: from the Cardiovascular and Inflammation & Infection Committees of the European Association of Nuclear Medicine, the European Association of Cardiovascular Imaging, and the American Society of Nuclear Cardiology. Eur Heart J Cardiovasc Imaging. 2017;18(10):1073–89.

[28] Hulten E, Agarwal V, Cahill M, Cole G, Vita T, Parrish S, Bittencourt MS, Murthy VL, Kwong R, Di Carli MF, Blankstein R. Presence of late gadolinium enhancement by cardiac magnetic resonance among patients with suspected cardiac sarcoidosis is associated with adverse cardiovascular prognosis: a systematic review and meta-analysis. Circ Cardiovasc Imaging. 2016;9(9):e005001. https://doi.org/10.1161/CIRCIMAGING.116.005001.

[29] Coleman GC, Shaw PW, Balfour PC Jr, Gonzalez JA, Kramer CM, Patel AR, Salerno M. Prognostic value of myocardial scarring on CMR in patients with cardiac sarcoidosis. JACC Cardiovasc Imaging. 2017;10(4):411–20.

[30] Habib G, Bucciarelli-Ducci C, ALP C, Cardim N, Charron P, Cosyns B, Dehaene A, Derumeaux G, Donal E, Dweck MR, Edvardsen T, Erba PA, Ernande L, Gaemperli O, Galderisi M, Grapsa J, Jacquier A, Klingel K, Lancellotti P, Neglia D, Pepe A, Perrone-Filardi P, Petersen SE, Plein S, Popescu BA, Reant P, Sade LE, Salaun E, RHJA S, Tribouilloy C, Zamorano J, EACVI Scientific Documents Committee; Indian Academy of Echocardiography. Multimodality imaging in restrictive cardiomyopathies: an EACVI expert consensus document in collaboration with the "Working Group on myocardial and pericardial diseases" of the European Society of Cardiology Endorsed by The Indian Academy of Echocardiography. Eur Heart J Cardiovasc Imaging. 2017;18(10):1090–121.

[31] Lin L, Li X, Feng J, Shen KN, Tian Z, Sun J, Mao YY, Cao J, Jin ZY, Li J, Selvanayagam JB, Wang YN.The prognostic value of T1 mapping and late gadolinium enhancement cardiovascular magnetic resonance imaging in patients with light chain amyloidosis. J Cardiovasc Magn Reson. 2018;20(1):2.

[32] Dungu JN, Valencia O, Pinney JH, etal. CMR-based differentiation of AL and ATTR cardiac amyloidosis. JACC Cardiovasc Imaging. 2014;7(2):133–42.

[33] Hoigné P, Attenhofer Jost CH, Duru F, etal. Simple criteria for differentiation of Fabry disease from amyloid heart disease and other causes of left ventricular hypertrophy. Int J Cardiol. 2006;111(3):413–22.

[34] Sado DM, White SK, Piechnik SK, etal. Identification and assessment of Anderson-Fabry disease by cardiovascular magnetic resonance noncontrast myocardial T1 mapping. Circ Cardiovasc Imaging. 2013;6(3):392–8.

[35] Smith GC, Carpenter JP, He T, Alam MH, Firmin DN, Pennell DJ.Value of black blood T2* cardiovascular magnetic resonance. J Cardiovasc Magn Reson. 2011;13:21.

[36] Garbowski MW, Carpenter JP, Smith G, Roughton M, Alam MH, He T, Pennell DJ, Porter JB.Biopsy-based calibration of T2* magnetic resonance for estimation of liver iron concentration and comparison with R2 Ferriscan. J Cardiovasc Magn Reson. 2014;16:40.

[37] Plácido R, Cunha Lopes B, Almeida AG, Rochitte CE.The role of cardiovascular magnetic resonance in takotsubo syndrome. J Cardiovasc Magn Reson. 2016;18(1):68.

[38] Naruse Y, Sato A, Kasahara K, Makino K, Sano M, Takeuchi Y, Nagasaka S, Wakabayashi Y, Katoh H, Satoh H, Hayashi H, Aonuma K.The clinical impact of late gadolinium enhancement in Takotsubo cardiomyopathy: serial analysis of cardiovascular magnetic resonance images. J Cardiovasc Magn Reson. 2011;13:67.

[39] Pelliccia F, Sinagra G, Elliott P, Parodi G, Basso C, Camici PG.Takotsubo is not a cardiomyopathy. Int J Cardiol. 2018;254:250–3.

第6章　心肌炎

Myocarditis

周晖　毛婷　译　廖伟华　校

一、概述

心肌炎是由感染性或者非感染性因素引起的心肌炎症性疾病。确诊心肌炎依赖心内膜活检（endomyocardial biopsy，EMB）病理证实存在心肌炎症[1]。心肌炎的病因广泛且与心包炎重叠（表 6-1），因此心包炎经常与心肌炎共同存在，通常称为心包 - 心肌炎和心肌 - 心包炎。

表 6-1　心肌炎和心肌 - 心包炎综合征的常见病因

特发性
感染性 • **病毒**（柯萨奇病毒、腺病毒、疱疹病毒、巨细胞病毒、EB 病毒、水痘 - 带状疱疹病毒、流感病毒、A 型和 C 型肝炎病毒、细小病毒 B_{19}） • **细菌**（结核分枝杆菌、空肠弯曲杆菌、脑膜炎奈瑟菌、嗜衣原体） • **其他**（罕见病原体）
非感染性（通常由免疫介导） • **全身性自身炎症性疾病**（如巨细胞动脉炎、系统性红斑狼疮、斯蒂尔病） • **炎症性肠病** • **疫苗相关**（天花疫苗、白喉疫苗、破伤风疫苗、脊髓灰质炎疫苗） • **药物相关**（氟尿嘧啶、苯妥英钠、氯氮平、美沙拉嗪）

根据 2015 年欧洲心脏病学会（ESC）关于心包疾病的诊断和管理指南[7]，心肌 - 心包炎是心包炎伴心肌受累，并且双心室整体收缩功能保留；而心包 - 心肌炎是心

肌炎伴心包受累，并且节段或整体心室功能降低（图 6-1）。因此，若不合并心肌功能障碍（心脏超声或心脏磁共振证实），提示以心包炎为主，可诊断心肌 – 心包炎。相反，若合并心脏收缩功能障碍，提示以心肌炎为主，可诊断心包 – 心肌炎。

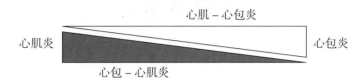

	心包炎	心肌 – 心包炎	心包 – 心肌炎
心包炎诊断标准	+	+	+
肌钙蛋白升高	无	常见	常见
射血分数室壁运动积分指数	正常	正常	EF 降低室壁运动计分指数（WSMI）> 1

▲ 图 6-1　心肌 – 心包炎症性疾病谱

心肌炎临床可以表现为从无症状到心源性猝死不同的形式。尸检发现，12%～22% 心源性猝死的年轻人患有心肌炎[1, 8-10]。在临床工作中，心肌炎通常表现为以下三种类型。

- 假性心肌梗死，表现为类似急性心肌梗死（acute myocardial infarction，AMI）的胸痛（最常见）。
- 心律失常。
- 心力衰竭。

由于激素的原因，年轻男性心肌炎发病率更高[2, 3, 11]。由于心肌炎临床表现的异质性，在复杂的心肌炎病例中，需要结合临床评估、心电图和影像学资料甚至心内膜活检进行诊断。心脏磁共振现在是公认的无创性诊断心肌炎的工具，能够检测心肌水肿、充血及纤维化，同时能更精确评估双心室功能及体积[9, 10]。

二、心肌炎心脏磁共振诊断标准

与其他炎症过程类似，心肌炎表现为水肿、充血，并可能伴有心肌纤维化合并坏死，STIR-T2WI 能检测心肌水肿，早期钆增强能识别心肌充血，而延迟钆增强能识别坏死或瘢痕的存在。存在 LGE 表明心肌细胞外间隙增宽，可以容纳更多的对比剂，而心肌炎急性期（长达 3 个月）的心肌坏死、水肿、纤维化及慢性期心肌坏死后形成的瘢痕都会造成细胞外间隙增加。

CMR 在评估心肌炎的局限性[1, 9-12]具体如下所述。

- CMR 不能确定病因，只能识别心肌炎导致的心肌组织特征的改变。
- 炎症变化的病程较短，如果怀疑是心肌炎，应在症状出现后 2~4 周进行 CMR 检查，以检测发现心肌水肿及充血。
- CMR 的实用性是有限的，虽然它是唯一一种无创性检测心肌组织学特征的检查方法，但是其检查费用高于其他无创性检查方法。
- 传统的 CMR 可以识别出心肌散在病变，但无法检测心肌弥漫性病理改变（如心肌弥漫性炎症和纤维化）。因此，对于表现类似于急性冠状动脉综合征的心肌炎，传统的 CMR 诊断准确性高于表现为心力衰竭或者心律失常的心肌炎。对于表现为心力衰竭或者心律失常的心肌炎，如果使用 T1 mapping 和 T2 mapping 技术就能更准确的识别出心肌弥漫性病变[13-15]。

诊断心肌炎的经典 CMR 标准是 2009 年 CMR 专家在加拿大路易斯湖共同制订的，因此也被称为路易斯湖标准。它们至今仍然有效。然而，CMR 仅用信号强度描述组织特征显得有些不足，如果有条件，T1 mapping 和 T2 mapping 成像应作为评估心肌炎患者的常规序列。2018 年美国心脏病学会杂志专家小组为疑似急性或活动性心肌病患者的 CMR 诊断标准（路易斯湖标准）的更新确定了共识。

心肌炎 CMR 路易斯湖标准（2009 年）如下所述。

- 心肌水肿（STIR T2WI 成像）：心肌信号与骨骼肌信号强度（signal intensity，SI）比值＞ 2。
- 心肌充血（EGE）：心肌信号与骨骼肌信号强度比值＞ 4。
- 心肌延迟强化（LGE）：心肌信号强度至少比周围正常心肌 / 整体心肌信号强度增加 5 个标准差。

表 6-2 描述了心肌炎 CMR 路易斯湖标准（2009 年）的敏感度和特异度。

表 6-2　路易斯湖标准（2009 年）诊断心肌炎的敏感度和特异度

标　准	序　列	定量数据	敏感度（%）	特异度（%）
心肌水肿	STIR-T2WI	T2 心肌 / 骨骼肌 SI 比值＞2.0	70	71
心肌充血	EGE	EGE 心肌 / 骨骼肌 SI 比值＞4.0	74	83
心肌纤维化	LGE	LGE＞5 标准差	59	86

EGE. 早期钆增强；LGE. 延迟钆增强；SI. 信号强度

心肌炎常以斑片状的形态累及心肌，呈非缺血性分布（通常位于心外膜下，也可以是心肌内），与冠状动脉特定的供血分布区域无对应关系（图 6-2）。

T1 mapping 技术无须使用对比剂就能评估心肌的初始 T1 值（图 6-3）。在心肌弥漫性间质受累伴有水肿和（或）纤维化的情况下，初始 T1 值升高，与传统技术（2009 年路易斯湖标准）相比，初始 T1 值预测心肌炎的敏感性高达 90%。有研究[14] 表明，他们使用初始 T1 值 ≥ 990ms 的标准诊断心肌炎具有比 2009 年路易斯湖标准更高的敏感性和特异性（分别是 90% 和 88%），而且不需要使用对比剂。试验和临床研究表明，T2 mapping 可以

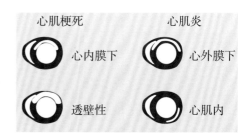

▲ 图 6-2　心肌炎的非缺血性 LGE 模式与缺血性 LGE 模式（心内膜下或透壁分布）对比

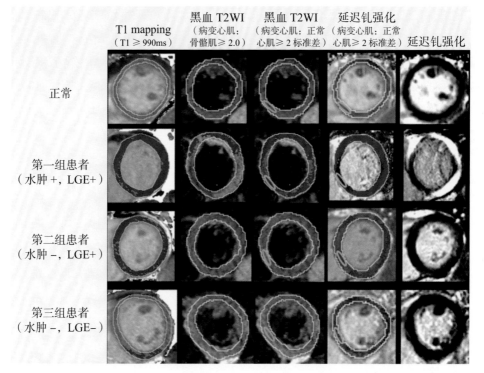

▲ 图 6-3　使用 T1 mapping、黑血序列、LGE 对急性心肌炎病例进行多参数评估

T1 mapping 获得的心肌初始 T1 值 ≥ 990ms 可识别出更广泛的存在炎症的区域。Ferreira 等认为，T1 mapping 无须使用钆剂增强就能识别出急性心肌炎的位置、范围和程度（公开来源，引自 Journal of Cardiovascular Magnetic Resonance 2014 16: 36.）

识别急性心肌水肿，与传统 T2WI 相比具有很好的诊断准确性，而且 T2 mapping 具有更高的信噪比、更短的屏气时间、更少的呼吸运动伪影及直接量化，提高了观察者内和观察者间变量及诊断的可信度。最近发表的数据显示，经活检证实的活动性慢性心肌炎患者，T2 mapping 技术要优于 T2WI，并且 T2 mapping 能够从治愈的心肌炎中区分出活动性心肌炎。细胞外容积分数（extracellular matrix volume fraction，ECV）也能检测到细胞外间隙的扩大。与 LGE 相比，ECV 也可以检测到整体病变较轻的过程，如弥漫性纤维化，对于 LGE 未发现的病灶，它可能是一个非常有用的附加生物学指标。将原路易斯湖标准（3 项中任意 2 项）中的 EGE 去除，似乎并没有严重影响其诊断能力，T2WI 结合 LGE 也显示出检测急性心肌炎的足够能力。因此，2018 年更新的心肌炎 CMR 路易斯湖标准（2 项中的任意 2 项）将诊断心肌炎的 CMR 标准修改为至少有一个阳性的 T2 相关指标（T2WI 或 T2 mapping）和一个阳性的 T1 相关指标（T1 mapping、EGE、LGE 或 ECV），将对水肿敏感的 CMR 技术和至少一个基于 T1 的组织表征技术相结合，可显著提高心肌炎诊断的准确性。

三、CMR 评估心肌炎的附加价值

对于非复杂性心肌炎患者（通常是有胸痛症状而双心室整体收缩功能基本正常），CMR 可以无创性诊断心肌炎[16-20]。这类患者的病程通常是良性的，而且没有任何理由为精确评估病因而进行侵入性的心肌活检。因为在临床实践中，目前还没有经过证实的特定疗法可以提供给不同病因的亚组心肌炎患者。对于有冠状动脉危险因素和表现类似于缺血性胸痛的患者，必须先排除急性冠状动脉综合征（图 6-4）。

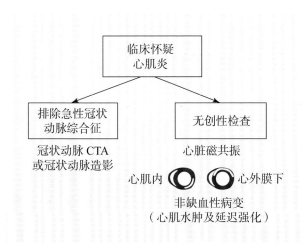

◀ 图 6-4 可疑非复杂性心肌炎的临床检测流程图

相反，对于复杂性心肌炎患者（如出现心律失常、心力衰竭、持续存在和逐步恶化的心功能不全），应考虑在 CMR 之后再行心内膜活检。这些患者通常心室功能降低，心肌受累范围更广泛。使用 T1 mapping 技术而非传统的路易斯湖标准能更准确地检测心肌弥漫性病变（如心肌弥漫性炎症和弥漫性纤维化）。

在临床中，鉴于人群的非选择性，大多数心肌炎病例表现为胸痛和保留的心室功能，病程简单，预后良好。当然，三级甲等医院和心血管专科医院会转诊收入院更多复杂性心肌炎病例，这些病例根据临床综合判断可能需要进行心内膜活检。

四、病例分析：表现为类似心肌梗死的急性心肌炎

病例概述：一名 40 岁的男性，因非特异性胸痛入院，既往无相关病史，但在 2 周前出现过流感症状。

他主诉有过 2 次胸骨后疼痛，与呼吸和运动无关，胸痛伴随着心悸，随后感到全身乏力。心电图表现为 ST 段抬高、$V_5 \sim V_6$ 导联等双相 T 波，CRP 正常，肌钙蛋白轻度升高。这位患者没有冠状动脉危险因素，并接受了 CMR 检查。

CMR 扫描采用了电影成像、T2WI、EGE、LGE 序列。CMR 检查结果：患者双侧心室体积和整体收缩功能正常。T2WI 显示心肌中间段前侧壁明显的心肌水肿和非缺血性心外膜下斑片状 LGE，根据 2009 年路易斯湖标准，提示为急性心肌炎（图 6-5）。

结论：CMR 表现提示为急性心肌炎并保留的双心室整体收缩功能。由于该患者心肌炎并不复杂且无心室功能障碍，未进行心内膜活检而只接受了药物保守治疗。患者在肌钙蛋白水平恢复正常 1 周后出院，并计划在出院后 6 个月、12 个月、24 个

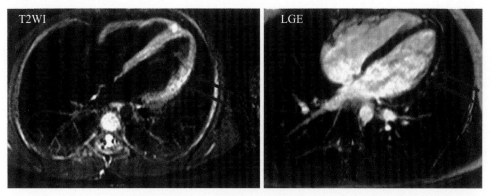

▲ 图 6-5　1 例急性心肌炎患者，左心室中间段前侧壁出现斑片状心肌受累，表现为水肿（T2WI）和心外膜下非缺血性 LGE（红箭）

月进行临床和超声心动图随访。

五、心肌炎 CMR 要点与扫描方案

- 生理条件下，正常心肌无水肿且在注射钆对比剂后无强化。
- 心肌炎是导致心肌水肿、充血、坏死的原因，并可能继发心肌纤维化。
- CMR 诊断心肌炎的技术包括 T2WI 或 T2 mapping 检测心肌水肿、炎症，EGE 检测心肌充血，出现 LGE 或 ECV 升高表示细胞外间隙增加（急性期 LGE 是因为心肌坏死、水肿和纤维化，3 个月之后的慢性期 LGE 是因为心肌瘢痕）。2009 年路易斯湖标准 CMR 诊断急性心肌炎至少要满足这 3 个标准中的 2 个。2018 年更新的心肌炎 CMR 路易斯湖标准将诊断心肌炎的 CMR 标准修改为至少有一个阳性的 T2 相关指标（T2WI 或 T2 mapping）和一个 T1 相关指标（T1 mapping、EGE、LGE 或 ECV）。
- 如果怀疑有心肌炎，应在症状出现 2～4 周进行 CMR 检查，以识别急性期炎症表现（如心肌水肿和充血）。
- 在弥漫性心肌水肿和间质纤维化的病例中，传统路易斯湖标准的诊断准确性较低，而 T1 mapping 技术在无须使用对比剂的情况下就能测量心肌的 T1 值。
- 不使用对比剂，初始 T1 值升高（如＞ 990ms）诊断心肌炎。
- 对于临床怀疑心肌炎的患者，完整的 CMR 评估方案需包括电影成像、T2WI、EGE、LGE 序列，如果有条件，还需使用 T1 mapping 和 T2 mapping 序列（表 6–3）。

表 6–3　临床疑似心肌炎的 CMR 评估方案

CMR 序列	目　的
电影成像	评价双心室节段性和整体性功能
T1 mapping	评估随着心肌水肿和间质纤维化增加的 T1 值和 ECV（＞990ms）
STIR-T2WI 或 T2 mapping	评估心肌水肿和炎症
EGE	评估心肌充血
LGE	评价急性期心肌坏死、水肿、纤维化和慢性期心肌瘢痕，LGE 帮助鉴别诊断非缺血性和缺血性病因

参 考 文 献

[1] Caforio AL, Pankuweit S, Arbustini E, Basso C, Gimeno-Blanes J, Felix SB, Fu M, Heliö T, Heymans S, Jahns R, Klingel K, Linhart A, Maisch B, McKenna W, Mogensen J, Pinto YM, Ristic A, Schultheiss HP, Seggewiss H, Tavazzi L, Thiene G, Yilmaz A, Charron P, Elliott PM, European Society of Cardiology Working Group on Myocardial and Pericardial Diseases. Current state of knowledge on aetiology, diagnosis, management, and therapy of myocarditis: a position statement of the European Society of Cardiology Working Group on Myocardial and Pericardial Diseases. Eur Heart J. 2013;34:2636–48.

[2] Imazio M, Trinchero R.Myopericarditis: etiology, management, and prognosis. Int J Cardiol. 2008;127:17–26.

[3] Imazio M, Cooper LT. Management of myopericarditis. Expert Rev Cardiovasc Ther. 2013;11(2):193–201.

[4] Imazio M, Brucato A, Barbieri A, Ferroni F, Maestroni S, Ligabue G, Chinaglia A, Cumetti D, Della Casa G, Bonomi F, Mantovani F, Di Corato P, Lugli R, Faletti R, Leuzzi S, Bonamini R, Modena MG, Belli R.Good prognosis for pericarditis with and without myocardial involvement: results from a multicenter, prospective cohort study. Circulation. 2013;128(1):42–9.

[5] Imazio M.Le malattie del pericardio. Il Pensiero Scientifico Editore; 2016.

[6] Imazio M.Myopericardial diseases. Springer; 2016.

[7] Adler Y, Charron P, Imazio M, et al; European Society of Cardiology (ESC). 2015 ESC Guidelines for the diagnosis and management of pericardial diseases: The Task Force for the Diagnosis and Management of Pericardial Diseases of the European Society of Cardiology (ESC) Endorsed by: The European Association for Cardio-Thoracic Surgery (EACTS). Eur Heart J. 2015;36:2921–64.

[8] Fabre A, Sheppard MN.Sudden adult death syndrome and other nonischaemic causes of sudden cardiac death. Heart. 2006;92:316–20.

[9] Childs H, Friedrich MG.Cardiovascular magnetic resonance imaging in myocarditis. Prog Cardiovasc Dis. 2011;54(3):266–75.

[10] Friedrich MG, Marcotte F. Cardiac magnetic resonance assessment of myocarditis. Circ Cardiovasc Imaging. 2013;6(5):833–9.

[11] Sinagra G, Anzini M, Pereira NL, Bussani R, Finocchiaro G, Bartunek J, Merlo M.Myocarditis in clinical practice. Mayo Clin Proc. 2016;91(9):1256–66.

[12] Biesbroek PS, Hirsch A, Zweerink A, van de Ven PM, Beek AM, Groenink M, Windhausen F, Planken RN, van Rossum AC, Nijveldt R. Additional diagnostic value of CMR to the European Society of Cardiology (ESC) position statement criteria in a large clinical population of patients with suspected myocarditis. Eur Heart J Cardiovasc Imaging. 2017; https://doi. org/10.1093/ehjci/jex308.

[13] Ferreira VM, Piechnik SK, Dall'Armellina E, Karamitsos TD, Francis JM, Choudhury RP, Friedrich MG, Robson MD, Neubauer S.Non-contrast T1–mapping detects acute myocardial edema with high diagnostic accuracy: a comparison to T2–weighted cardiovascular magnetic resonance. J Cardiovasc Magn Reson. 2012;14:42.

[14] Ferreira VM, Piechnik SK, Dall'Armellina E, Karamitsos TD, Francis JM, Ntusi N, Holloway C, Choudhury RP, Kardos A, Robson MD, Friedrich MG, Neubauer S.Native T1–mapping detects the location, extent and patterns of acute myocarditis without the need for gadolinium contrast agents. J Cardiovasc Magn Reson. 2014;16:36.

[15] Huber AT, Bravetti M, Lamy J, Bacoyannis T, Roux C, de Cesare A, Rigolet A, Benveniste O, Allenbach Y, Kerneis M, Cluzel P, Kachenoura N, Redheuil A.Non-invasive differentiation of idiopathic inflammatory myopathy with cardiac involvement from acute viral myocarditis using cardiovascular magnetic resonance imaging T1 and T2 mapping. J Cardiovasc Magn Reson. 2018;20(1):11.

[16] Friedrich MG, Sechtem U, Schulz-Menger J, etal. Cardiovascular magnetic resonance in myocarditis: a JACC White Paper. J Am Coll Cardiol. 2009;53:1475–87.

[17] Imazio M.Pericarditis with troponin elevation: is it true pericarditis and a reason for concern? J Cardiovasc Med (Hagerstown). 2014;15:73–7.

[18] Imazio M, Brucato A, Spodick DH, Adler Y.Prognosis of myopericarditis as determined from previously published reports. J Cardiovasc Med (Hagerstown). 2014;15:835–9.

[19] Aquaro GD, Perfetti M, Camastra G, Monti L, Dellegrottaglie S, Moro C, Pepe A, Todiere G, Lanzillo C, Scatteia A, Di Roma M, Pontone G, Perazzolo Marra M, Barison A, Di Bella G, Cardiac Magnetic Resonance Working Group of the Italian Society of Cardiology. Cardiac MR with late gadolinium enhancement in acute myocarditis with preserved systolic function: ITAMY study. J Am Coll Cardiol. 2017;70(16):1977–87.

[20] Di Bella G, Camastra G, Monti L, Dellegrottaglie S, Piaggi P, Moro C, Pepe A, Lanzillo C, Pontone G, Perazzolo Marra M, Di Roma M, Scatteia A, Aquaro GD.Working group 'Cardiac Magnetic Resonance' of the Italian Society of Cardiology. Left and right ventricular morphology, function and late gadolinium enhancement extent and localization change with different clinical presentation of acute myocarditis Data from the ITAlian multicenter study on MYocarditis (ITAMY). J Cardiovasc Med (Hagerstown). 2017;18(11):881–7.

第 7 章　心脏移植
Cardiac Transplantation

周　晖　张嘉雄 **译**　柏勇平 **校**

CMR 在心脏移植术后随访中可能发挥的作用

心脏移植排斥反应（cardiac allograft rejection，CAR）是心脏移植后第 1 年的主要并发症，40% 的患者在移植早期至少发生 1 次，并且有 12% 的患者在移植后因为排斥反应而死亡。此外，一项为期 4 年的随访研究认为，因 CAR 引起的心脏移植相关血管病变是移植相关死亡的独立危险因素。

因此，如何在早期辨别 CAR，从而对其加以控制是临床诊疗过程中亟待解决的难题。右心室心内膜活检是诊断 CAR 的金标准方法。

既往由于心内膜活检手术材料和操作造成的室壁炎性反应是 EMB 准确性的重要限制因素，但是随着技术手段更迭和新型的柔性活检钳的使用，EMB 操作中发生严重并发症的概率减至 1% 以下。因此，目前 EMB 被常规用于短期和（或）长期移植排斥反应的监测[1]。

超声心动图具有可在床旁便利使用、检查时间短且费用廉价的特点，是目前另一种常用的 CAR 监测手段。然而，目前使用的超声心动图指标（包括左心室体积和功能、室壁厚度、心肌质量和心包积液）均对 CAR 不敏感[1]。

欧洲协会心血管影像协会（EACVI）/ 巴西心血管影像联合专家委员会为参与心脏移植患者随访的超声心动图医生们提供了一个实用的指南[2]。一项针对心脏移植术后超声心动图的综合研究将移植前基线结果与移植后 6 个月的超声心动图结果（包括双心室体积大小、右心室收缩功能、左心室收缩和舒张功能及肺动脉压力等定量评估结果）进行对比，发现与基线结果相比，超声心动图检查结果没有任何改变对 CAR 有很高的阴性预测价值 [2]。

超声心动图对 CAR 的早期筛查敏感性较差，单独一个收缩或舒张功能参数异常不能可靠的判断已经发生 CAR，但结合多个参数异常，推断发生 CAR 的可靠性增大。此外，整体纵向应变（global longitudinal strain，GLS）是诊断亚临床阶段 CAR 的可靠指标，可用于移植前和移植后系列评估，并可与 EMB 结合应用于监测急性 CAR [1, 2]。

与超声心动图相比，CMR 有几个优点：它是评价双心室体积和功能的金标准，可以无创的检测心肌组织学特征（水肿程度和瘢痕的大小）。CMR 的 T2 mapping 技术获得的心肌 T2 弛豫时间（T2 值）增加提示心肌含水量增加，心肌 T2 值是检测 CAR ≥ 2 级诊断的最常用的指标 [1]。动物心脏移植模型的研究表明，心肌 T2 值的增加与 CAR 的组织学严重程度和离体心肌含水量呈正相关。同时，在免疫抑制治疗后也观察到升高的 T2 值较前改善 [1]。

一项临床 Meta 研究表明，T2WI-STIR 心肌信号强度联合 T1WI– 早期增强相对信号强度用于检测 CAR，较单参数试验具有更高的敏感性和阴性预测值（negative predictive value，NPV），显著提高了诊断具有临床意义 CAR 的能力 [3]。

延迟钆增强（LGE）是 CMR 中常用的评估心肌瘢痕的方法，目前尚无研究表明 LGE 与 CAR 发生之间存在相关性。但在最近的一项研究中，CMR 识别的心肌瘢痕（LGE）和右心室舒张末期容积指数（right ventricular end-diastolic volume index，RVEDVI）与移植患者的心血管结果独立相关 [4]，并且在后续的 5 年随访中，它们仍然独立相关，提示 LGE 对 CAR 具有预测价值 [5]。

结合 RVEDVI 阈值和心肌 T2 值可以非常准确地预测 EMB 阳性（敏感性 93%，特异性 78%，阳性预测值 52%，阴性预测值 98%）[1]。在预测临床排斥反应方面，CMR 比 EMB 更敏感（敏感度分别为 67% 和 58%），因此 CMR 可以作为常规 EMB 之前的筛查试验 [1]。尽管 CMR 对移植相关心肌损伤提供了新的认识，但它不能向 EMB 那样准确地检测出急性 CAR [1]。目前主流观点认为，确诊 CAR 仍需采用 EMB [1]。目前，支持在无症状患者中常规使用 CMR 作为 EMB 前筛查的研究还比较有限，然而，该研究领域正在快速发展，联合使用不同的 CMR 技术（电影、T2WI、EGE、LGE、T1 mapping、T2 mapping、灌注成像）可能有助于将来选择需要进行 EMB 的患者。

快速发展的分子检测手段、超声心动图和 CMR 的新成像手段结合高灵敏度肌钙蛋白检测可能成为 CAR 监测的新手段。

根据以上这些原则，在最近的一篇综述中，建议在对疑似 CAR 的无症状患者进行 EMB 之前，应详细评估生化、分子生物学和影像学指标（包括来自 CMR 的指标），从而最终判断其是否需要 EMB [1]。基于 CMR 的便捷快速的优势，是否心脏移植术后和（或）长期随访中改用 CMR 进行 CAR 监控，仍需要进一步研究和临床实践论证 [1]。

参 考 文 献

[1] Mavrogeni SI, Athanasopoulos G, Gouziouta A, et al. Cardiac transplantation: towards a new noninvasive approach of cardiac allograft rejection. Expert Rev Cardiovasc Ther. 2017;15(4):307–13.

[2] Badano LP, Miglioranza MH, Edvardsen T, et al. European Association of Cardiovascular Imaging/Cardio-vascular Imaging Department of the Brazilian Society of Cardiology recommendations for the use of cardiac imaging to assess and follow patients after heart transplantation. Eur Heart J Cardiovasc Imaging. 2015;16(9):919–48.

[3] Lu W, Zheng J, Pan XD, et al. Diagnostic performance of cardiac magnetic resonance for the detection of acute cardiac allograft rejection: a systematic review and meta-analysis. J Thorac Dis. 2015;7(3):252–63.

[4] Krieghoff C, Barten MJ, Hildebrand L, et al. Assessment of subclinical acute cellular rejection after heart transplantation: comparison of cardiac magnetic resonance imaging and endomyocardial biopsy. Eur Radiol. 2014;24:2360–71.

[5] Butler CR, Kim DH, Chow K, etal. Cardiovascular MRI predicts 5–year adverse clinical outcome in heart transplant recipients. Am J Transplant. 2014;14(9):2055–61.

第 8 章 心包疾病
Pericardial Diseases

周　晖　张嘉雄　陈隽雨 **译**　　柏勇平 **校**

一、正常心包

心包［源于希腊语 "περί"（周围）和 "κάρδιον"（心脏）］为双壁囊袋状结构，内含心脏和大血管的根部。

正常心包由两层组成：外层的纤维心包和内层的浆膜心包。浆膜心包又分为脏层浆膜心包（心外膜）和壁层浆膜心包，脏层浆膜心包（心外膜）覆盖不同含量的纤维、脂肪组织和冠状动脉，并与心肌紧密相连（图 8-1）[1]。

脏层浆膜心包在大血管根部折返与壁层浆膜心包相连，脏层浆膜心包和壁层浆膜心包之间的间隙被称为心包腔，心包腔可积聚少量液体，并且可以被 CMR 检测到。心包腔中，较大的空间称为心包窦，而相邻解剖结构之间较小的空间称为凹陷。主要的心包窦包括横窦（位于主动脉和肺动脉干前部，心房及静脉后部）和斜窦（位于左心房后面，肺静脉和下腔静脉之间）（图 8-2）[1]。

在生理条件下，脏层浆膜心包可产生少量的血浆超滤液（10～50ml）用以润滑脏、壁两层浆膜心包，避免心脏连续运动导致的心包磨损。同时，心包相对缺乏弹性，对心腔有适度的限制作用，因此限制了心腔的扩张（尤其是右心室），并影响房室瓣功能不全的程度。

由于心包的限制作用，心脏的舒张期充盈受其影响。限制性心包疾病（如心脏压塞、中量或大量心包积液、缩窄性心包炎）或变硬的心包（缩窄）会极大限制心室的舒张充盈与心室耦合[1]。

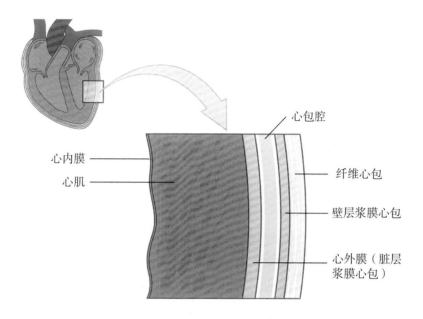

▲ 图 8-1　心包层和心包腔（引自 En Wikipedia）

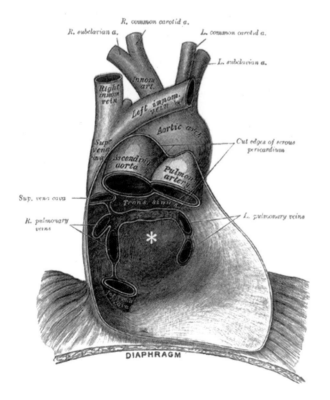

◀ 图 8-2　心包窦是
由心包在血管和心脏
结构上的反折形成的
主要心包隐窝

横窦位于主动脉、肺动
脉干、心房和肺静脉之
间；斜窦（*）位于左
心房之后，下腔静脉和
肺静脉之间（引自 En
Wikipedia）

在 CMR 上，黑血 T1WI 自旋回波序列可以较好地显示心包。正常心包可见薄（厚度＜ 3mm）且光滑的低信号曲线结构，周围为高信号的纵隔脂肪、心外膜脂肪及中等信号的心肌（图 8-3A）。右心室附近心包由于周围脂肪组织含量较高，对比度较大易于观察，而左心室由于邻近肺实质且周围脂肪组织较少导致对比度较差，故难于观察[2-4]。

而在 b-SSFP 电影序列，心包呈现低信号，心包液则呈现高信号（图 8-3B）。

在 CMR 上，正常心包在舒张期厚度约为 1.2mm，在收缩期厚度约为 1.7mm，在此基础上，正常心包厚度＜ 3mm。但是，这个检测得到的心包厚度明显超过了解剖学研究中的心包正常厚度值（1mm），CMR 高估的原因可能与心包层运动、空间分辨率不足和脂肪 - 流体界面的化学位移伪影有关。在生理条件下，除收缩期能看到极少量的心包液体外，整个心动周期（舒张期和收缩期）均不应该检测到心包液体[2-4]。

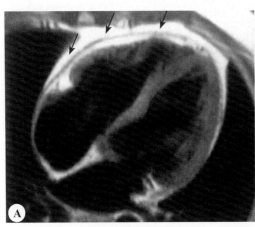

T1WI 自旋回波序列   b-SSFP 电影序列

▲ 图 8-3　正常心包

A. 黑血 T1WI 自旋回波序列；B. b-SSFP 电影序列。红箭所示为心包，白箭所示为 b-SSFP 序列上高信号的心包积液

二、急性心包炎和复发性心包炎

（一）急性心包炎

心包炎时 CMR 可观察到心包水肿和心包增厚。在心包炎的基础上，往往心肌伴随有类似的炎症表现，磁共振同时可以观察到心肌炎的 CMR 特征性表现[4-9]。

2015 年欧洲心脏病学会（ESC）心包疾病诊疗指南强调，在临床指标不足以诊断时，CMR 可用于疑似心包炎的确诊[5]。

急性心包炎的 CMR 诊断标准（图 8-4）如下所述。

- T1WI 自旋回波序列显示心包增厚（厚度≥ 3mm）。
- T2WI STIR 自旋回波序列显示心包水肿（发炎的心包信号增高）。
- 心包积液。
- 延迟钆增强显示心包强化，提示心包血管化和细胞外间隙增加（可能与急性期心包水肿或慢性期心包纤维化和再血管化有关）。

此类诊断标准的准确性尚未得到广泛研究。

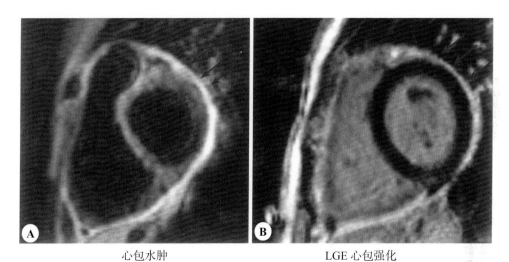

心包水肿 　　　　　　　　　　　　　　LGE 心包强化

▲ 图 8-4　心包炎的 CMR 诊断标准包括①心包增厚；②心包水肿；③心包积液；④ LGE 心包强化

A. T2WI 显示心包水肿（红箭）；B. LGE 显示心包强化（红箭）（经许可转载，引自 Imazio M.Myopericardial Diseases, Springer 2016.）

约 25% 的心包炎患者肌钙蛋白水平升高并伴有心肌炎，如果心肌炎程度较轻且双心室功能和室壁运动均正常，则为心肌 - 心包炎；如果双心室功能减低和室壁运动异常，则为心包 - 心肌炎。在这些情况下，CMR 非常有助于评估伴发存在的心肌炎（见相关章节）[5]。此外，CMR 标记技术可以检测心包的纤维粘连情况。

（二）复发性心包炎

根据 2015 年欧洲心脏病学会（ESC）心包疾病诊疗指南，复发性心包炎指的是患者经过治疗后无症状和体征，至少 4 周后再次出现症状的心包炎。复发性心包炎的 CMR 诊断标准与急性心包炎相同。推荐在阿司匹林或其他非甾体抗炎药（nonsteroidal anti-inflammatory drug，NSAID）的基础上加用秋水仙碱（＞6 个月），直至复发性心包炎症状缓解。若经过规范的药物治疗，病程超过 4 周，但＜3 个月，期间病情无缓解的心包炎则被称为持续性心包炎。慢性心包炎指的是病程超过 3 个月的心包炎 [5]。

三、心包积液和心脏压塞

CMR 对心包积液非常敏感，可以发现少量心包积液，并且可以根据心包积液在 T1WI、T2WI 和电影序列上的表现，对心包积液定性诊断提供参考信息。一般说来，漏出液的水含量较高，在电影序列和 T2WI 上显示出高信号，而在 T1WI 上表现为低信号；渗出液则具有较高的蛋白质和细胞含量，因此与电影序列和 T2WI 上的信号相比，渗出液在 T1WI 上具有更高的信号（表 8-1）。

然而，运动伪影会降低 CMR 帮助判断心包积液性质的可靠性。

表 8-1 不同序列心包积液的 CMR 信号特征

	T1WI	电影序列 /T2WI
漏出液	低	高
渗出液	高	不均匀
血性	不均匀	不均匀
乳糜性	高	高 / 低

心脏压塞是一种威胁生命或可能威胁生命的疾病，因此需要进行快速评估和分诊，这是 CMR 无法提供的。因此，CMR 不适用于评估潜在的血流动力学不稳定的患者，超声心动图（甚至床边超声心动图）是怀疑心脏压塞患者首选的影像学检查 [5,6]。

四、缩窄性心包炎

缩窄性心包炎几乎可以出现在所有类型的心包炎过程中，但在急性心包炎患者较罕见。在缩窄性心包炎中，约 80% 的病例心包膜增厚（≥3mm），CMR 有助于检测心包厚度和心包炎的证据（T2WI 和 LGE 上的心包高信号），电影实时快速序列可检测心室相互依赖增加导致的室间隔摆动的征象（图 8-5 和图 8-6）。高达 50% 的缩窄性心包炎病例通过经验性抗感染治疗，缩窄可能是可逆的 [5,6]。心包切除术是治疗慢性永久缩窄性心包炎的根本方案，某些特殊类型心包炎需要特殊治疗预防缩窄性心包炎，如结核性心包炎。

　　CMR 并不适用于评估心包钙化，推荐采用 CT 进行评估。钙化在缩窄性心包炎中并不少见，它提示一个长期的慢性过程，如果有适应证，需要进行心包切除术。

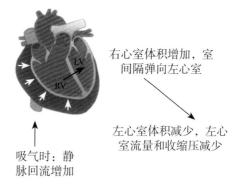

右心室体积增加，室间隔弹向左心室

左心室体积减少，左心室流量和收缩压减少

吸气时：静脉回流增加

▲ 图 8-5　缩窄性心包炎的心室依赖性增加

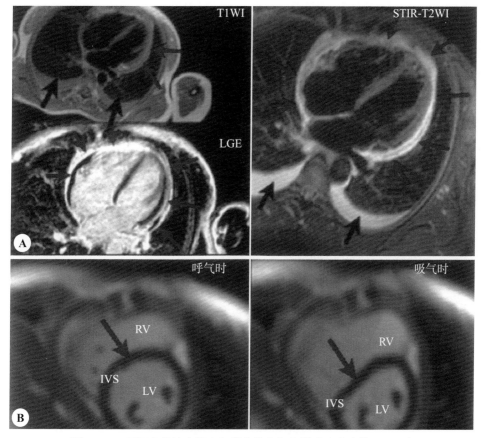

▲ 图 8-6　1 例证实的缩窄性心包炎合并心包急性炎症患者的 CMR 表现

A. T1WI 上显示心包增厚，STIR-T2WI 上显示心包水肿，LGE 显示增厚的心包强化；B. 电影实时快速序列图像显示吸气时室间隔（IVS）变扁平、呼气时同位（室间隔摆动）是心室互相依赖加强的证据

五、心包肿块与先天性心包疾病

表 8-2 中总结了这些在临床实践中不常见的心包肿块与先天性心包疾病的简单分类。

表 8-2　心包肿块与先天性心包疾病

疾　病	分　类
先天性心包疾病	• 心包缺损（部分或完全） • 先天性囊肿和憩室
心包肿块	肿瘤 • 原发性（非常罕见：50% 的病例为心包间皮瘤） • 继发性（常见：尤其是肺癌、乳腺癌、淋巴瘤和白血病、黑色素瘤的转移和相邻器官恶性肿瘤的侵犯） 囊肿 • 先天性 • 获得性（尤其是裂头蚴） 血肿

先天性心包缺损通常影响心脏左段，也可能与其他先天性畸形合并发生（如房间隔缺损、动脉导管未闭、二叶式主动脉瓣和肺畸形）。

心包完全缺如的情况很少见，这是一种先天性疾病，与生命正常周期相适应。心包的缺如对心腔（尤其是右心室）产生抑制作用，导致右心室扩张，并伴有运动异常和移位，表现可能类似右心疾病（如致心律失常性右心室心肌病）。心电图表现通常随右束支（RBB）和 QRS 轴右偏而改变。在 CMR 上，T1WI 可以很好地评估心包的缺如，表现为在高信号的心外膜脂肪内看不到细小的线样心包影（图 8-7）。

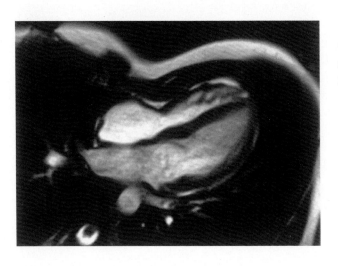

◀ **图 8-7　1 例心包缺损**
在 T1WI 上，高信号的心外脂肪内未见细小的线样心包影

部分型心包发育不全可能更危险，因为心包局部缺如造成的心脏结构突出可以导致心腔绞窄和疝，绞窄和疝的机械效应可能是患者出现症状的主要原因。

先天性心包囊肿是心包发育的缺陷。这种情况很少见（1∶1 000 000），常位于右心膈角（50%～70% 的病例）。心包囊肿呈圆形或椭圆形，大小从几厘米到大于 20cm 不等，轮廓清晰，与心包腔无连通。它们通常是无症状的，偶尔通过影像学检查发现。先天性心包囊肿可能的并发症是感染和出血（罕见），可能会导致体积增大，从而压迫周围解剖结构。

在 CMR 上，心包囊肿在 T2WI 和电影序列上表现为高信号（见病例分析）。

心包肿块将在有关心脏肿瘤的具体章节中讨论。

六、病例分析 1：急性心包炎

病例概述：一名 40 岁白人女性患者，既往无特殊病史，因胸痛至急诊科就诊，疼痛辐射至斜方肌嵴，呼吸时疼痛加重，身体前倾时缓解；伴发热（最高体温 38.5℃）。体格检查：无阳性体征发现，血压 100/60mmHg，无奇脉，无颈静脉怒张和心包摩擦音。心电图显示右束支传导阻滞，aVL 导联 ST 段轻微的抬高，前导联 T 波倒置。血清 C 反应蛋白水平升高，高敏肌钙蛋白 T 正常范围内。胸部 X 线显示双侧胸腔中量积液，心脏轮廓在正常范围的上限。超声心动图显示轻度至中度心包积液，最高达 10mm（最大舒张末期无回声区）。超声心动图未见右心房或右心室受压征象，二尖瓣血流速度变异正常，但下腔静脉扩张（21mm），未见塌陷。左心室收缩功能正常，无室壁运动异常。临床诊断为急性心包炎。

由于具有发热（＞ 38℃）这一高危因素，患者住院进行治疗，其病原学筛查结果为阴性，口服吲哚美辛和秋水仙碱治疗见效慢，患者持续发热，炎症指数升高，并出现了轻微的内脏充血迹象。

为更好地评价心包和心肌病变，以防病变向缩窄演变，患者进行了 CMR 检查。

CMR 表现：心脏 MRI 显示严重的弥漫性心包增厚，STIR-T2WI 有明显炎症征象，LGE 显示广泛的心包强化，未检测到心肌强化，可见心包微量积液（图 8-8）。动态标记图像显示心包炎脏层和壁层之间局部心包粘连。

自由呼吸的实时电影图像显示吸气时室间隔变平、呼气时回位，说明心室间相互依赖程度加重（图 8-9）。CMR 还显示双侧胸腔积液，下腔静脉扩张，下腔静脉血流缓慢。加行激素（泼尼松每天 0.5mg/kg）治疗后临床见效快，症状缓解后缓慢减量（每天减少 2.5mg，每 2 周 1 次）。

结论：病原学诊断阴性，最终诊断为急性特发性心包炎。

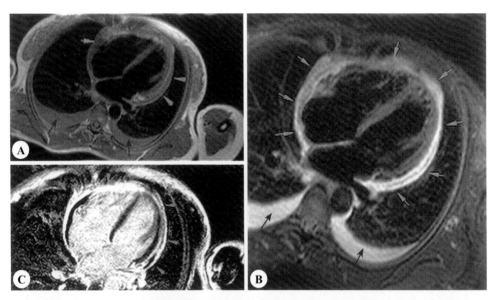

▲ 图 8-8　A. T1WI，四腔切面，显示心包增厚（绿箭）和双侧胸腔积液（红箭）；
B. STIR-T2WI，四腔切面，显示心包高信号（绿箭）和双侧胸腔积液（红箭）；C. 增
强后图像，LGE 四腔切面，显示心包强化（绿箭）

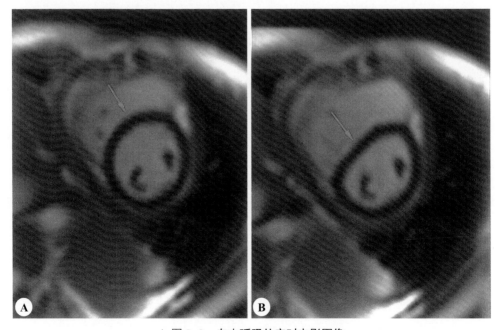

▲ 图 8-9　自由呼吸的实时电影图像

图示室中短轴切面，呼气和吸气相显示吸气时间隔壁变平（B）、呼气时回位（A），说明心
室间相互依赖性加重

为预防心包病变向缩窄演变，患者接受了心脏 MRI 检查，评估心包增厚的程度和心包炎对心功能的影响。采用黑血 T1WI 自旋回波序列对心包、胸腔和纵隔结构进行形态学评价。STIR-T2WI 显示心包信号增高证实心包活动性炎症。LGE 心包强化与急性炎症符合。自由呼吸的实时电影图像显示存在适度的间隔壁摆动，提示心室间相互依赖的加重，间隔壁摆动与炎症和心包增厚导致心包的扩张性降低有关，通常随着炎症的消退而消失。

七、病例分析 2：缩窄性心包炎

病例概述：一名 38 岁男性患者，持续性心包炎，近期演变为缩窄性心包炎，伴有颈静脉怒张、腹水和下肢水肿，在心包切除术前用 CMR 评估心包厚度和心包活动性炎症。

CMR 表现：T1WI 序列可见心包增厚，最厚处厚度约 4mm，T2WI 序列无心包水肿征象（心包无活动性炎症）。LGE 序列心包轻度强化提示为既往心包炎合并纤维化（图 8-10）。

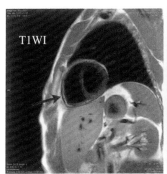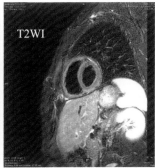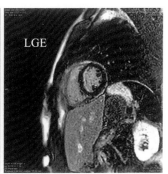

▲ 图 8-10 1 例缩窄性心包炎患者

T1WI 显示轻度心包增厚（红箭），T2WI 显示心包无水肿，LGE 显示心包有纤维化（LGE 心包强化但无水肿）

结论：约 50% 的缩窄性心包炎病例通过经验性抗感染治疗，缩窄可能是可逆的。CMR 有助于评估可疑缩窄性心包炎患者的心包厚度、心室相互依赖征象和心包活动性炎症征象，以防止在心包炎症还没有完全消退前过早进行心包切除术。

八、病例分析 3：心包囊肿

病例概述：一名 24 岁的女性患者无意间通过胸片发现一个可疑的心包囊肿，通过 CMR 检查明确诊断。此患者没有任何症状。

　　CMR 表现：在 CMR 电影序列上心包囊肿清晰可见，在 T2WI 上囊肿呈典型的高信号，反映其富含水分（图 8-11）。

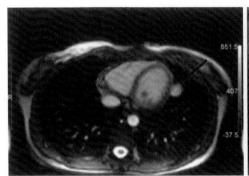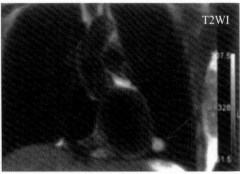

▲ 图 8-11　1 例单纯、无并发症的心包囊肿患者
电影成像和 T2WI 显示囊肿呈高信号（红箭）

　　结论：这是一个圆形的单纯囊肿，边界清楚，含水量高，因此在电影序列和 T2WI 显示为高信号。

九、心包疾病 CMR 要点与扫描方案

- 正常心包厚度＜ 3mm，正常情况下在 T1WI 上几乎看不到高信号的心外膜脂肪内的低信号线样心包影。
- T1WI 可以检测增厚（≥ 3mm）的心包厚度。
- T2WI 通过心包的信号增高检测心包水肿。
- 正常心包血管化程度不高，在慢性炎症和纤维化的情况下，随着心包新生血管的形成，心包细胞外间隙增大，在 LGE 序列表现为心包强化。
- 由于运动伪影的干扰，CMR 不能完全区分心包积液的性质。漏出液在电影序列和 T2WI 上呈高信号，在 T1WI 上呈低信号；渗出液中蛋白质和细胞含量较高，在 T1WI 上呈不均匀信号，在 T2WI 上呈低信号。
- 对于疑诊为缩窄性心包炎的病例，CMR 可以评估心包的厚度、炎症和心室相互依赖性增加的征象（室间隔摆动征）。
- 评估心包的完整方案包括电影序列、电影实时成像、T1WI 和 T2WI 及 LGE（表 8-3）。

表 8-3　心包评估的标准方案

序　列	检查目标
电影序列	评价室壁运动、间隔壁摆动及心包积液、胸腔积液
TSE-T1WI	评估心脏、心包的解剖及心包厚度（正常心包＜3mm）
STIR-T2WI	评估可能存在的心包水肿和心肌水肿
LGE	评估心包活动性炎症（心包强化伴有水肿）或慢性炎症和纤维化（仅有心包强化）
电影实时成像	评价缩窄性心包炎心室相互依赖增加（室间隔摆动）
灌注成像	评价心包肿块的灌注情况（如果发现肿块有可疑的恶性征象）

参 考 文 献

[1] Misselt AJ, Harris SR, Glockner J, Feng D, Syed IS, Araoz PA.MR imaging of the pericardium. Magn Reson Imaging Clin N Am. 2008;16(2):185–99.

[2] Bogaert J, Francone M.Cardiovascular magnetic resonance in pericardial diseases. J Cardiovasc Magn Reson. 2009;11:14.

[3] Imazio M.Myopericardial diseases. Springer; 2016.

[4] Imazio M, Pedrotti P, Quattrocchi G, Roghi A, Badano L, Faletti R, Bogaert J, Gaita F. Multimodality imaging of pericardial diseases. J Cardiovasc Med (Hagerstown). 2016;17(11):774–82.

[5] Adler Y, Charron P, Imazio M, et al. European Society of Cardiology (ESC). 2015 ESC Guidelines for the diagnosis and management of pericardial diseases: The Task Force for the Diagnosis and Management of Pericardial Diseases of the European Society of Cardiology (ESC) Endorsed by: The European Association for Cardio-Thoracic Surgery (EACTS). Eur Heart J. 2015;36(42):2921–64.

[6] Klein AL, Abbara S, Agler DA, Appleton CP, Asher CR, Hoit B, Hung J, Garcia MJ, Kronzon I, Oh JK, Rodriguez ER, Schaff HV, Schoenhagen P, Tan CD, White RD.American Society of Echocardiography clinical recommendations for multimodality cardiovascular imaging of patients with pericardial disease: endorsed by the Society for Cardiovascular Magnetic Resonance and Society of Cardiovascular Computed Tomography. J Am Soc Echocardiogr. 2013;26(9):965–1012. e15.

[7] Bogaert J, Cruz I, Voigt JU, Sinnaeve P, Imazio M.Value of pericardial effusion as imaging biomarker in acute pericarditis, do we need to focus on more appropriate ones? Int J Cardiol. 2015;191:284–5.

[8] Imazio M, Gaita F, LeWinter M.Evaluation and treatment of pericarditis: a systematic review. JAMA. 2015;314(14):1498–506.

[9] Alraies MC, AlJaroudi W, Yarmohammadi H, Yingchoncharoen T, Schuster A, Senapati A, Tariq M, Kwon D, Griffin BP, Klein AL.Usefulness of cardiac magnetic resonance-guided management in patients with recurrent pericarditis. Am J Cardiol. 2015;115(4):542–7.

第 9 章　心脏瓣膜病
Heart Valve Diseases

周晖　张峰　**译**　柏勇平　**校**

一、CMR 在心脏瓣膜病成像中的优势和局限性

超声心动图一直是检测心脏瓣膜疾病的金标准和首选，因为它的实用性、具有观察瓣膜血流的高时间分辨率和费用低的优势，任何情况下都可使用。

但尽管如此，CMR 被认为在特定情况下具有独到的优势。CMR 是评估双心室体积和功能、右心室评估和无创性评估水肿、瘢痕等心肌组织学特征的金标准[1]。

在心脏瓣膜疾病的检测中，大多数形态学数据是通过稳态自由进动的电影序列获得的，此序列显示心内膜、心肌和血液具有良好的对比，即使对声窗条件较差的患者，CMR 显示心脏流入道和流出道也无任何限制。CMR 对半月形瓣膜的平面测量和解剖面积测量，比超声心动图更简便、更可靠。但与多普勒超声技术相比，CMR 的主要缺陷是检测血液流动和小的活动性肿块（如心脏瓣膜赘生物和乳头状弹性纤维瘤等体积较小的活动度大的心脏肿瘤）的能力有限，主要原因为 CMR 的时间分辨率低于超声心动图，而且 CMR 层面厚度为 5~8mm，对于显示通常厚度为 1~2mm 的瓣膜结构和小病灶，这个层厚值无疑太高了。湍流无法在 CMR 上正确显示，因为质子的相位损失在 SSFP 电影序列中表现为信号缺失（图 9-1）。CMR 显示的血流喷射现象更多与加速度有关，而并非血流速度，这可能也是 CMR 低估瓣膜病变的原因。基于同样的原因，CMR 可以更好地识别轻度或重度瓣膜病变，而非中度。梯度回波序列更适合评估瓣膜血流喷射是否存在及喷射程度。表 9-1 总结了 CMR 与超声心动图对瓣膜病变的诊断能力。

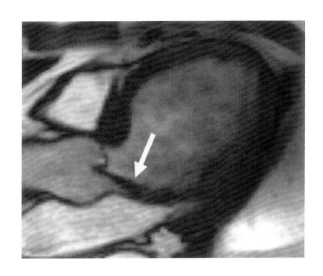

◀ 图 9-1 在左心室流出道（LVOT）层面，通过 SSFP 电影技术显示 1 例患者的轻度主动脉瓣关闭不全

白箭标记的低信号区域提示血液反流（公开来源，引自 Myerson Journal of Cardiovascular Magnetic Resonance 2012, 14: 7.）

表 9-1 CMR 与心脏彩超检查心脏瓣膜疾病的比较

项 目	心脏彩超	CMR
心室体积与功能	+++	++++
心肌瘢痕	+/-	++++
伴随的主动脉疾病	+	++++
反流情况	+++	+
主/肺动脉瓣关闭不全的量化	++	+++
二/三尖瓣关闭不全的量化	+++	+
解剖面积（狭窄）	+	+++
瓣膜狭窄的量化	+++	++
右心瓣膜疾病	++	++++

半定量评价：-. 不足；+/-. 几乎不；+. 足够；++. 个别；+++. 好；++++. 非常好

 CMR 通过相位对比序列可以量化心脏瓣膜疾病。相位对比序列的原理：与其他质子相比，运动的质子具有与其速度成比例的相移。如果把血流速度与其截面积相结合，就有可能像超声心动图那样测量血流。血流测量的结果展示为如图 9-2 所示的流量/时间图。然而，CMR 的时间分辨率仅为 25~45ms，因此测量效果不如多普勒超声 [1, 2]。此外，CMR 与多普勒超声技术另一个重要的区别为：超声心动图是通过超声波束对齐进行血流测量，而 CMR 通过血流的横截面进行血流测量（图 9-3）。

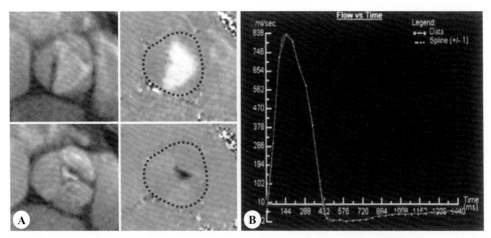

▲ 图 9-2　通过相位对比技术评估 1 例患者的轻度主动脉瓣关闭不全

A. 解剖和相位对比图像（主动脉正向血流在图像上为白色，较小的反流血流在相位对比图上为黑色，反流血液在流量 – 时间曲线上为负值）；B. 流量 – 时间曲线，反流和正向血流的比值为反流分数（公开来源，引自 Myerson Journal of Cardiovascular Magnetic Resonance 2012, 14: 7.）

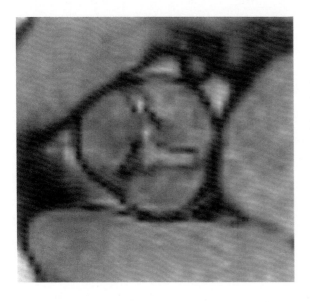

◀ 图 9-3　瓣膜形态学测量

以主动脉瓣（此病例为三叶瓣）为例，此图像还可以测量用于量化评估主动脉瓣狭窄的瓣口面积（公开来源，引自 Myerson Journal of Cardiovascular Magnetic Resonance 2012, 14: 7.）

In-plane 序列平行于血液流动方向用于识别血流，而定量血流特性需要通过垂直于血流喷射方向的平面进行评估。多普勒超声具有更高的时间分辨率（几毫秒）和更好的评估高速血流的能力，尤其是血流速度＞ 3.5m/s，此时由于湍流导致磁共振信号丢失，从而使得 CMR 测量结果不准确（表 9-2）。

表 9-2　多普勒超声技术与 CMR 检查心脏瓣膜疾病的比较

	多普勒超声	相位对比序列（CMR）
时间分辨率	高（约 2ms）	低（>20～25ms）
测量高速血流的能力	高	低（特别是>3.5m/s）
测量血流的方式	平行于血流方向	垂直于血流方向
获取时间	快	慢

二、左心瓣膜病

主动脉瓣狭窄（aortic stenosis，AS）可以通过 CMR 进行评估，尤其是瓣膜解剖面积，可以通过瓣膜横断面的平面测量测量瓣口的面积（图 9-3），但 CMR 无法准确测量主动脉瓣>3.5m/s 的血流速度。对于主动脉瓣狭窄的病例检测，CMR 在评估瓣膜（二尖瓣与三尖瓣）的解剖形态、瓣膜面积测量（含瓣膜开口面积）、主动脉、伴发的心肌瘢痕（约 1/3 的主动脉瓣狭窄病例在室间隔检测到心肌瘢痕）、双心室体积和功能等方面均优于超声心动图[2, 3]。

主动脉瓣关闭不全（aortic regurgi-tation，AR）可以通过 CMR 相位对比序列进行观察和分析，借助平面内扫描观察反流的喷射血液，然后通过垂直于血流平面扫描定量评估血流特性（图 9-4）。反流分数（regurgitant fraction，RF）可以通过反向和正向血流之间的比例来测定[2]。

反流分数若>33%，则可明确提示患者存在主动脉瓣关闭不全。这类患者易在几年内出现症状，并需要手术治疗[4]。表 9-3 总结了 CMR 定量评估心脏瓣膜疾病的参考值，而这些值主要来自超声心动图。

CMR 可以诊断二尖瓣疾病。然而 CMR 的时间分辨率低于超声心动图，加上二尖瓣结构的复杂特性，使得 CMR 成为诊断二尖瓣病变次于超声心动图的第二选择。如果有条件使用经食管超声心动图和 3D 超声技术，则超声心动图比 CMR 更容易实现对二尖瓣病变进行完整和更精确的量化评估。

可以借助 CMR 量化评估二尖瓣关闭不全（mitral regurgitation，MR），但使用超声心动图会更精确。CMR 计算方法为左心室每搏输出量减去主动脉前向血流，或者比较 LV 和 RV 每搏输出量，来测算反流量和反流分数（图 9-5）[1, 5, 6]。

二尖瓣狭窄（mitral valve stenosis，MS）CMR 可以通过瓣膜面积测量法来测量瓣膜开口面积，但这种测量方式不如测量主动脉瓣的面积精确（表 9-3）。

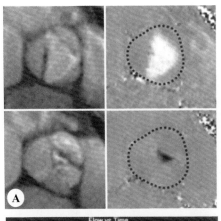
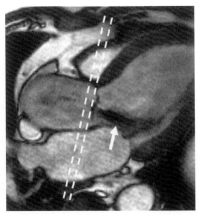
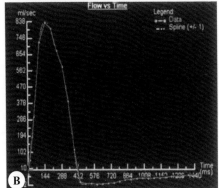

▲ 图 9-4　主动脉瓣关闭不全 CMR 定量评估示例

通过垂直于血流平面扫描定量评估血流特性，勾画感兴趣区获得主动脉瓣的血流 - 时间曲线图。反向和正向血流之间的比值，即为反流分数（公开来源，引自 Myerson Journal of Cardiovascular Magnetic Resonance 2012, 14: 7.）

表 9-3　CMR 评估心脏瓣膜疾病的定量参考值 [5]

心脏瓣膜病	参　数	轻　度	中　度	重　度
主 / 肺动脉瓣狭窄	峰值速度（m/s）	<3	3~4	>4
	瓣膜开口面积（cm²）	>1.5	1.0~1.5	<1.0
主动脉瓣关闭不全	反流比例（%）	<30	30~49	>49
	反流容积（ml）	<30	30~59	>59
肺动脉瓣关闭不全	反流比例（%）	<25	20~35	>35
	反流容积（ml）	<30	30~40	>40
二 / 三尖瓣狭窄	瓣膜开口面积（cm²）	>1.5	1.0~1.5	<1.0
二尖瓣关闭不全	反流比例（%）	<30	30~49	>49
	反流容量（ml）	<30	30~59	>59

图 9-6 展示了一个 CMR 测量二尖瓣面积的病例。

三、右心瓣膜病

CMR 是评价右心室（RV）体积和功能的金标准，并且 CMR 可以比超声心动图更好地评估和量化肺动脉瓣反流。

肺动脉瓣关闭不全的测量和量化，类似于对主动脉瓣的测量。在对法洛四联症手术患者的随访过程中，CMR 能够量化肺动脉瓣反流（心脏手术后常见后遗症）及右心室的体积和功能，从而能在右心室功能出现恶化之前决定后续治疗干预的时机。若肺动脉瓣反流严重（反流分数 > 35%），在右心室显著扩张（RV 舒张末期容积 < 160ml/m² ）之前应考虑进行干预[7]。图 9-7 展示了法洛四联症患者手术后随访期间肺动脉瓣关闭不全的情况。

与检测主动脉瓣狭窄类似，肺动脉瓣狭窄可以通过 CMR 在解剖水平（瓣膜下、瓣膜和瓣膜上）进行评估，并可通过测量瓣膜开口面积进行量化。

二尖瓣关闭不全量化公式
反流量 = LV 每搏输出量 – 主动脉前向血流
反流量 = LV 每搏输出量 – RV 每搏输出量
反流分数（%）=（反流量 /LV 每搏输出量）× 100%

▲ 图 9-5　通过 CMR 量化二尖瓣关闭不全

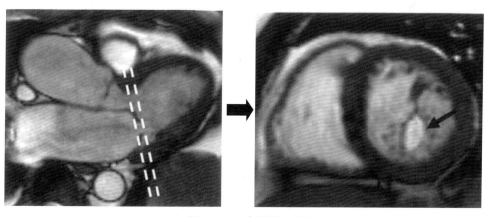

▲ 图 9-6　二尖瓣狭窄病例

通过电影图像的瓣膜面积测量法测量二尖瓣开口（黑箭）面积（公开来源，引自 Myerson Journal of Cardiovascular Magnetic Resonance 2012, 14: 7. ）

三尖瓣关闭不全的程度可以通过 CMR 测量三尖瓣的反流量和反流分数来量化（图 9-8）。

四、心脏瓣膜病 CMR 要点与扫描方案

• CMR 检测心脏瓣膜疾病具有以下特有的优势：比超声心动图更准确地评估双心室体积和功能，可以评估心肌组织特征（如心肌瘢痕），以及能更准确地量化主动脉瓣和肺动脉瓣关闭不全。

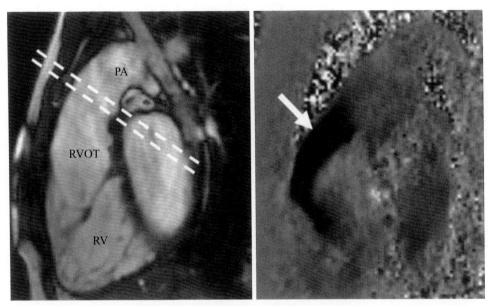

▲ 图 9-7　1 例法洛四联症患者手术后随访

CMR 用于评估肺动脉瓣关闭不全和 RV 体积与功能。左图为显示右心室和流出道的电影图像，白色虚线为使用相位对比技术检测肺动脉瓣血流的扫描层面。右图为相位对比序列平面内扫描，白箭所示低信号区域提示严重肺动脉瓣关闭不全导致的反流（公开来源，引自 Myerson Journal of Cardiovascular Magnetic Resonance 2012, 14: 7.）

三尖瓣关闭不全量化计算公式
反流量 =RV 每搏输出量 – 肺动脉前向血流量
反流量 =RV 每搏输出量 –LV 每搏输出量
反流分数（%）=（反流量 /RV 每搏输出量）×100%

▲ 图 9-8　量化三尖瓣关闭不全的方法

- CMR 的局限性在于时间分辨率低于超声心动图（多普勒技术），并且对高速血流（＞3.5m/s）的估测不够准确，使得对瓣膜狭窄的评估不如超声精确。

- 心脏瓣膜疾病的 CMR 评估首先采用电影图像（SSFP 电影序列）评估瓣膜血流，然后通过相位对比序列对瓣膜血流进行量化，该序列通过测量瓣膜面积和经过瓣膜截面的血流的速度来估算血流量（血流量＝血流速度 × 血流面积）。

- 与经食管超声心动图一样，CMR 对半月瓣形态的解剖学评估是精确的。

- 主动脉瓣和肺动脉瓣狭窄可通过 CMR 测量瓣膜开口面积进行诊断。

- 主动脉瓣和肺动脉瓣关闭不全，可以通过 CMR 计算反流体积和反流分数直接进行诊断，能比超声心动图更精确地量化瓣膜反流。

- 由于二尖瓣结构的复杂性，超声心动图检查二尖瓣病变比 CMR 更方便且更具有优势。超声不仅可以经胸体表测量，而且可以借助经食管超声和 3D 超声技术更准确地诊断二尖瓣疾病。

- CMR 可以通过计算反流量和反流分数量化检测二尖瓣关闭不全。

- 用于评估心脏瓣膜病患者的 CMR 标准方法主要包括电影序列（SSFP）和相位对比序列。

参考文献

[1] Myerson SG. Heart valve disease: investigation by cardiovascular magnetic resonance. J Cardiovasc Magn Reson. 2012;14:7.

[2] Nayak KS, Nielsen JF, Bernstein MA, Markl M, D Gatehouse P, M Botnar R, Saloner D, Lorenz C, Wen H, S Hu B, Epstein FH, N Oshinski J, Raman SV.Cardiovascular magnetic resonance phase contrast imaging. J Cardiovasc Magn Reson. 2015;17:71.

[3] Garcia J, Marrufo OR, Rodriguez AO, Larose E, Pibarot P, Kadem L.Cardiovascular magnetic resonance evaluation of aortic stenosis severity using single plane measurement of effective orifice area. J Cardiovasc Magn Reson. 2012;14:23.

[4] Myerson SG, D'Arcy J, Mohiaddin R, Greenwood JP, Karamitsos TD, Francis JM, Banning AP, Christiansen JP, Neubauer S.Aortic regurgitation quantification with cardiovascular magnetic resonance predicts clinical outcome. Heart. 2011;97:A93–4.

[5] Kawel-Boehm N, Maceira A, Valsangiacomo-Buechel ER, Vogel-Claussen J, Turkbey EB, Williams R, Plein S, Tee M, Eng J, Bluemke DA.Normal values for cardiovascular magnetic resonance in adults and children. J Cardiovasc Magn Reson. 2015;17:29.

[6] D'Arcy J, Christiansen JP, Mohiaddin R, Karamitsos TD, Francis JM, Neubauer S, Myerson SG.Prediction of clinical outcome in asymptomatic mitral regurgitation using CMR.Paris: European Society of Cardiology Congress; 2011.

[7] Rebergen SA, Chin JG, Ottenkamp J, van der Wall EE, de Roos A.Pulmonary regurgitation in the late postoperative follow-up of tetralogy of Fallot. Volumetric quantitation by nuclear magnetic resonance velocity mapping. Circulation. 1993;88:2257–66.

第 10 章　心脏肿块和肿瘤
Masses and Tumours

周　晖　傅荻寒 **译**　柏勇平 **校**

一、CMR 在心脏肿块和肿瘤检查中的优势

　　超声心动图仍是研究心脏肿块的首选成像方法，但 CMR 独有的优势使其在心脏肿块与肿瘤疾病评估中发挥重要作用 [1-3]。与超声心动图比较，CMR 独特的优势如下所述。

- 检查视野较超声更广（检查范围扩大到纵隔及胸腔）。
- 可不受超声心动图声窗的限制，进行任意角度的多次扫描。
- 空间分辨率高于超声心动图。
- 可通过特殊序列进行心肌组织特征成像（如 T1WI 显示脂肪组织，T2WI 显示水肿，LGE 显示心肌瘢痕组织）。
- 5. 可使用钆对比剂检测心肌灌注及瘢痕。

　　值得强调的是，病理组织学诊断仍是心脏肿块的最终病因诊断，但 CMR 可得出假设的诊断，并提示肿块的良恶性。

　　心脏肿瘤在临床上极少见（尸检患病率＜ 0.3%）且通常为良性（良性肿瘤占心脏肿瘤的 75%）（表 10-1），更常见的是心脏肿块。心脏肿瘤多为恶性肿瘤的继发转移（比心脏原发性肿瘤常见 20～40 倍）。然而，心脏肿瘤良恶性的概念是相对的，即便是心脏良性肿瘤，也可能造成严重后果（如心律失常和栓塞事件）[1]。

表 10-1 不同心脏原发性肿瘤的相对发生率

良性（75%）	恶性（25%）
<ul><li>黏液瘤（30%）</li><li>脂肪瘤（10%）</li><li>弹性纤维瘤（10%）</li><li>横纹肌瘤（8%）</li><li>纤维瘤（4%）</li><li>血管瘤（3%）</li><li>畸胎瘤（3%）</li></ul>	<ul><li>血管肉瘤（9%）</li><li>横纹肌肉瘤（6%）</li><li>间皮瘤（4%）</li><li>纤维肉瘤（3%）</li><li>淋巴瘤（2%）</li></ul>

二、心脏肿块和肿瘤研究的 CMR 扫描方案

为了更好地检测心脏肿块的性质,CMR 对肿块的综合性评估应包含不同的扫描序列[1-5]。

- SSFP 电影序列（按 T2/T1 比值加权）需要在至少两个正交平面上进行识别肿块，观察其形态、大小、活动性及对心脏功能的影响（如血流受阻、收缩性降低）。

- 不压脂及压脂的 T1WI 序列评估肿块是否存在脂肪。

- T2WI 评估肿块及心肌是否存在水肿及肿块含水量。

- 注射钆对比剂（0.05～0.1mmol/kg）后的首过灌注扫描评估肿块是否存在灌注。

- 早期钆增强扫描及延迟钆增强扫描识别血栓（增强后心腔内的充盈缺损影）、肿块血流灌注、瘢痕或纤维组织。

评价心脏肿块的系统方法是在至少两个正交截面内通过上述的不同 CMR 序列比较观察，以尝试显示肿块的组织学特征（表 10-2）。一般而言，脂肪组织在 T1WI 呈高信号，并且可被"压脂"序列抑制。肿瘤细胞通常比正常细胞体积更大、水含量更高。肿瘤有一定程度的水肿、炎症及新生血管，这些都可以通过不同的 CMR 序列显示出来。

不同的心脏肿块有不同的好发部位，借此有助于病因诊断，如心包是转移瘤的常见发生部位（图 10-1）。

虽然 CMR 在肿块的定性方面通常优于超声心动图，但仍有例外，特别是对于体积小、活动度高的肿块（如瓣膜赘生物和瓣膜弹性纤维瘤），CMR 时间分辨率低于超声心动图，因此评估体积小、活动度高的肿块推荐首先选择超声心动图（尤其是经食管超声心动图）。

CMR 发现的一些影像学征象会进一步提示肿块可能为恶性，这些征象包括肿块

表 10-2　常见心脏肿块在不同 CMR 序列中的信号强度（与正常心肌相比）

	心脏肿块	T1WI [a]	T2WI	LGE
假性肿瘤	血栓	低信号 [b]	低信号 [b]	未见强化
	心包囊肿	低信号	高信号	未见强化
良性肿瘤	黏液瘤	等信号	高信号	不均匀强化
	脂肪瘤	高信号 [a]	高信号	未见强化
	纤维瘤	等信号	低信号	明显强化
	横纹肌瘤	等信号	等 / 高信号	未见强化或轻度强化
恶性肿瘤	血管肉瘤	混杂信号	混杂信号	不均匀强化
	横纹肌肉瘤	等信号	高信号	明显强化
	未分化肉瘤	等信号	等信号	不均匀强化
	淋巴瘤	等信号	等信号	未见强化或轻度强化
	转移瘤 [c]	低信号	高信号	不均匀强化

a. 在 T1WI 中，脂肪信号可被特定序列抑制
b. 新鲜血栓可能呈现高信号
c. 黑色素瘤例外，其细胞密度高而水肿程度低，故在 T1WI 呈高信号，T2WI 呈低信号

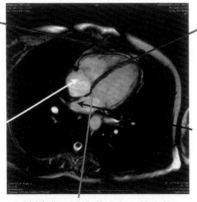

发生部位无特异性：脂肪瘤、血管瘤、横纹肌肉瘤、转移瘤

心包：囊肿及转移瘤

心室：纤维瘤、横纹肌瘤

右心房血管肉瘤淋巴瘤

左心房血栓黏液瘤纤维肉瘤平滑肌肉瘤未分化肉瘤

心脏瓣膜：纤维弹性瘤、赘生物

◀ 图 10-1　不同性质肿块在心脏的好发部位

较大（＞5cm）、边界不规则、局部浸润、有新生血管及灌注，同时可伴有心包和（或）胸腔积液（表 10-3）。

表 10-3　心脏恶性肿块的常见征象

肿块征象	CMR 组织学特征
• 肿块大，尤其是＞5cm • 边界不规则 • 局部浸润 • 位于右心 • 心包和（或）胸膜受累［如心包和（或）胸膜积液、肿块］ • 多发病灶	• T1WI、T2WI 呈不均匀信号（提示出血及坏死） • 血性心包积液（T1WI 呈高信号） • 肿块强化 • T1WI 高信号、T2WI 低信号提示转移性黑色素瘤

三、假性心脏肿瘤

假性肿瘤在临床是最常见的心脏肿块，其中包括无肿瘤特征的多种病变：血栓；心包囊肿；巨大的二尖瓣环钙化，尤其是发生于后瓣环的二尖瓣环干酪样钙化；正常变异结构或发育残留物，它们通常通过超声心动图观察更佳，如希阿里网、尤氏瓣、华法林嵴。

病例分析

1. 病例

一名 65 岁男性，心室血栓，因发生前壁 ST 段抬高性心肌梗死（myocardial infarction with ST-segment elevation，STEMI）后较晚才就诊（图 10-2）。注射钆对比剂后，左心室腔心尖部血栓呈低信号（EGE 及 LGE 成像）。近期形成的新鲜血栓在 T1WI、T2WI 上可能呈现较高的信号，因为新鲜血栓类似于早期血液；若血栓不是近期形成的，随着血红蛋白的降解和进行性机化、纤维化，其 T1WI、T2WI 信号降低（表 10-4）。

2. 病例 2

一名年轻女性，通过 CMR 检查评估心包肿块。CMR 清晰显示一心包囊肿（图 10-3，左图为心脏横断位扫描，红箭），该非复杂性囊肿囊腔内为水，故在 T2WI 上呈典型的高信号。

3. 病例 3

一名 44 岁女性，超声心动图发现心脏肿块。CMR 检查（图 10-4）可见肿块位于左心房，边界清楚，T1WI 及 T2WI 肿块呈高信号，电影及 LGE 序列病灶信号混杂，提示为心脏黏液瘤（表 10-2）。这同样是一个良性肿块的病例。

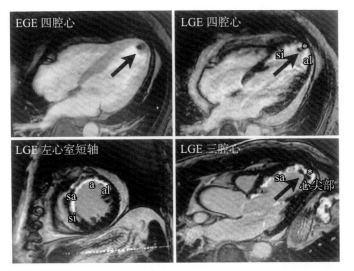

◀ 图 10-2　左心室心尖血栓

四腔心层面左心室心尖部明显可见一血栓（黑箭），EGE 及 LGE 成像中无明显强化呈低信号，而累及心尖部、前壁和间隔壁的大面积心肌梗死 LGE 呈高信号（节段性心内膜下分布为缺血性瘢痕的证据）si. 下间隔壁；al. 前侧壁；a. 前壁；sa. 前间隔壁

表 10-4　CMR 血栓信号强度随时间的变化

血　栓	T1WI	T2WI	EGE/LGE
急性	高	高	无强化
亚急性	高	低	无强化
慢性	低	低	无强化

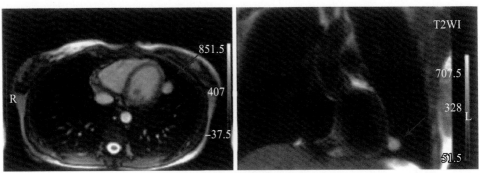

▲ 图 10-3　心包囊肿（红箭）

在 T2WI 呈典型的高信号（右图）

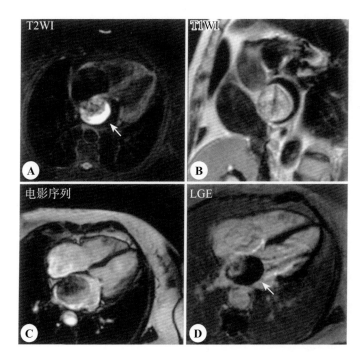

◀ 图 10-4 **边界清楚的左心房肿块**

T1WI 及 T2WI 呈高信号，尤其是 T2WI（提示高含水量），电影及 LGE 序列病灶信号混杂，为典型心房黏液瘤影像学表现

4. 病例 4

一名 40 岁男性，确诊淋巴瘤，超声心动图提示有浸润左心室壁的肿块。CMR（图 10-5）的 SSFP 电影序列显示肿块在左心室前壁内，肿块边界不清，T2WI 呈高信号，LGE 成像肿块不均匀强化，提示为继发性病灶，后被证明是淋巴瘤心肌浸润。这是一个恶性肿瘤的病例。

四、心脏肿块和肿瘤 CMR 要点与扫描方案

- 在临床实践中，最常见的心脏肿块是血栓，其在注射对比剂后可表现为低信号的充盈缺损（在 EGE 和 LGE 成像上）。

- 心脏肿瘤很少见而且通常为良性（在心脏肿瘤中良性占 75%；最常见的良性肿瘤是心房黏液瘤，而最常见的心脏原发性恶性肿瘤是肉瘤）；恶性肿瘤的继发性心脏转移较心脏原发性恶性肿瘤在临床更为常见。

- CMR 在评估心脏肿块的组织学特征上优于超声心动图，其可以对肿块进行更好的形态学评估（形态、大小、边界、浸润、组织学特征、灌注及增强后强化特征）。

- 超声心动图相较于 CMR 有更好的时间分辨率，因此对于体积小、活动度高的一类肿块，如瓣膜赘生物与瓣膜弹性纤维瘤，超声心动图是更佳的选择。

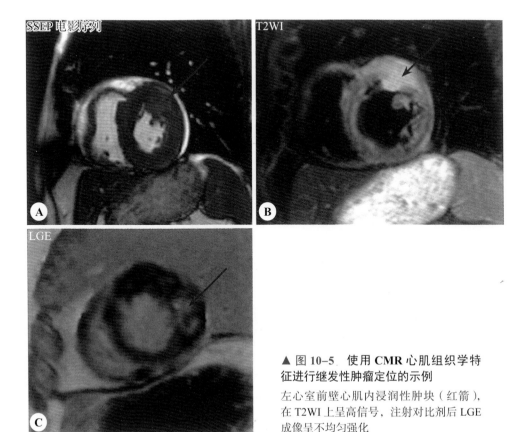

▲ 图 10-5　使用 CMR 心肌组织学特征进行继发性肿瘤定位的示例

左心室前壁心肌内浸润性肿块（红箭），在 T2WI 上呈高信号，注射对比剂后 LGE 成像呈不均匀强化

- 提示肿块恶性的 CMR 征象包括肿块 > 5cm、边界不规则、局部浸润、有新生血管及伴有心包和（或）胸腔积液。

- 肿块发生的一些特殊位置可帮助判断肿块的性质（如转移瘤更常累及心包）（图 10-1）。

- 虽然 CMR 有助于推断心脏肿块的可能病因诊断（表 10-5），但最终诊断仍需依靠病理组织学诊断。

- 评估心脏肿块的标准扫描方案包括电影成像、T1WI（压脂 / 不压脂序列）、T2WI、首过灌注成像（可选）、EGE 和 LGE 成像（表 10-6）。

表 10-5　常见心脏肿瘤的主要 CMR 征象

肿块		典型定位	CMR 信号特征
良性	黏液瘤	通常单发于房间隔水平（75% 在左心房）	T1WI 呈等 / 高信号，T2WI 呈高信号（高含水量），增强扫描后呈混杂信号（囊性成分、出血、纤维化、钙化）
	脂肪瘤	常见（10%），通常来自心外膜	T1WI 呈高信号，增强后未见强化（低血管化）
	弹性纤维瘤	肿块位于心脏瓣膜上，体积小，活动性大	应用超声心动图检查弹性纤维瘤更佳；T1WI 呈等信号，T2WI 呈高信号（CMR 时间分辨率低于超声心动图，可能漏诊此类病变）
	纤维瘤	常见于心肌组织，通常为单发	低度血管化；T1WI 呈等信号，T2WI 呈低信号（低含水量），延迟增强后呈高信号
	横纹肌瘤	常见于儿童，通常心肌内有多发病灶	T1WI 呈等信号，T2WI 呈高信号（不同于纤维瘤）
	血管瘤	高度血管化	T1WI、T2WI 呈不均匀高信号，增强后呈混杂高信号
恶性	肉瘤	• 相对常见的恶性肿瘤 • 多发横纹肌肉瘤通常见于儿童，血管肉瘤多见于成人（一般累及右心房）	• 横纹肌肉瘤在 T1WI 呈等信号，T2WI 及增强后呈混杂高信号 • 血管肉瘤在 T1WI、T2WI 及增强后均呈混杂高信号

表 10-6　评估心脏肿块的标准 CMR 扫描方案

序　列	数　据
电影序列	第一步评估肿块（定位、形态、大小、边界、局部浸润、活动度）
T1WI（压脂 / 不压脂）	识别肿块内脂肪组织、纤维组织增生或与心肌组织类似的 CMR 特征
STIR-T2WI	评估水肿及含水量
EGE	评估心腔内肿块（如血栓）
LGE	评估血流灌注、瘢痕、纤维组织及血栓

参 考 文 献

[1] Motwani M, Kidambi A, Herzog BA, Uddin A, Greenwood JP, Plein S. MR imaging of cardiac tumors and masses: a review of methods and clinical applications. Radiology. 2013;268(1):26–43.

[2] Dawson D, Mohiaddin R.Assessment of pericardial diseases and cardiac masses with cardiovascular magnetic resonance. Prog Cardiovasc Dis. 2011;54(3):305–19.

[3] Braggion-Santos MF, Koenigkam-Santos M, Teixeira SR, Volpe GJ, Trad HS, Schmidt A. Magnetic resonance imaging evaluation of cardiac masses. Arq Bras Cardiol. 2013;101(3):263–72.

[4] Abbas A, Garfath-Cox KA, Brown IW, Shambrook JS, Peebles CR, Harden SP.Cardiac MR assessment of cardiac myxomas. Br J Radiol. 2015;88(1045):20140599.

[5] Herzog B, Greenwood J, Plein S, Garg P, Haaf P, Onciul S.Cardiovascular magnetic resonance pocket guide. Disponibile al sito web. https://www.escardio.org/Sub-specialty-communities/ European-Association-of-Cardiovascular-Imaging-(EACVI)/Research-and-Publications/ CMR-Pocket-Guides.

第 11 章 成人先天性心脏病
Adult Congenital Heart Diseases

周 晖 吴晓舟 刘小凤 **译**　　柏勇平 **校**

一、CMR 在成人先天性心脏病中的应用优势

由于心血管磁共振（cardiovascular MR，CMR）可提供形态学和功能学双重证据，因此目前在先天性心脏病诊治中 CMR 已取代了心导管造影的优先级[1-5]。在过去的 20 年里，CMR 应用于先天性心脏病的病例数大幅增加，已成为超声心动图的有效补充手段，同时也降低了对电磁辐射检查（如 CT 和心导管造影）的需求。

先天性心脏病（congenital heart diseases，CHD）的诊疗是最复杂的临床问题之一，因为它涉及解剖学、生理学和外科学等多个领域（表 11-1），目前先天性心脏病也已成为 CMR 的亚专业之一。本书的目的并非对每种先天性心脏病进行详细描述，而是从临床案例出发，回顾 CMR 在不同案例中的优势和应用方法。

表 11-1　先天性心脏病的主要外科手术术式

手术方式	CMR 应用模式
Blalock-Taussig 分流术：该手术过去被用于提高肺动脉血流以缓解肺动脉闭锁等导管依赖性发绀型先天性心脏病，这些发绀型先天性心脏病是导致蓝婴综合征的常见病因。当婴儿等待矫正或姑息手术时，这种分流术可暂时将血流引导至肺部并缓解发绀症状（图 11-1）	<ul><li>可能的手术并发症包括分流管狭窄或扩张、肺动脉扩张和肺动脉高压</li><li>CMR 检查包括评估 Q_p/Q_s、分流管口径和血流量</li></ul>

（续表）

手术方式	CMR 应用模式
大动脉调转术：该手术通过将主动脉和肺动脉的位置调转并将冠状动脉再植，使心室与大动脉恢复正常连接，是常用于矫正大动脉右旋转位的开胸外科手术。该术式由加拿大心脏外科医生 William Mustard 率先开发，并以第一个应用成功的巴西心脏外科医生 Adib Jatene 的名字命名。该术式是第一个尝试修复完全性大动脉转位 (d-TGA) 的外科术式，但由于当时技术和观念的限制，该技术直到近期才被广泛应用。在该手术出现之前，历史上曾使用 Senning 和 Mustard 手术进行心房调转	• 可能的手术并发症包括流出道梗阻、肺动脉狭窄、主动脉扩张、肺动脉反流、冠状动脉狭窄及右心室功能障碍等 • CMR 检查包括评估双心室体积和功能、主动脉、肺动脉、主动脉和肺动脉反流及冠状动脉成像
Rastelli 手术：在左心室和主动脉间建立心内隧道以引导血流，并在右心室到肺动脉间建立心外管道，常用于治疗 d-TGA、室间隔缺损和右心室流出道梗阻。该术式最早由梅奥诊所的意大利外科医生 Rastelli 发明，因此得名	• 可能的手术并发症包括导管狭窄、左心室流出道狭窄、残余分流狭窄 • CMR 检查包括评估管道、左心室流出道和右心室流出道、肺动脉和冠状动脉的通畅性
Mustard/Senning 手术：该手术通过在心房内人工形成一个挡板或管道，将来自上 / 下腔静脉的低氧血引流至二尖瓣和肺循环，常被用于大动脉转位的姑息治疗	• 可能的手术并发症包括窦房结功能障碍、房性心律失常、室性心律失常（包括心律失常性猝死）、结构性右心衰竭或挡板或腔静脉水平的静脉阻塞引起的心力衰竭 • CMR 检查包括评估心房内挡板、右心室功能和三尖瓣反流
• Fontan 手术：该手术将上 / 下腔静脉的血流不经过形态上的右心室直接分流至肺动脉，常用于单心室心脏病患儿的姑息治疗（图 11-2），1968 年该术式首次被应用于治疗三尖瓣闭锁 • 目前常使用 Glenn 术式将上腔静脉与右肺动脉、下腔静脉与肺动脉通过导管直接相连	• 可能的手术并发症包括心律失常、血栓形成、肺血管或外周血管栓塞及右心室功能障碍 • CMR 检查包括评估导管和双心室功能

　　需要指出的是，与超声心动图相比，CMR 在先天性心脏病的诊断中可提供不受声窗限制的多个切面形态学证据。此外，CMR 已经成为评价双心室体积和功能的金标准，并可作为无创性检查方法对分流量进行量化，以及识别心肌组织学特征[4]（表 11-2）。

　　利用先进的 CMR 技术可以通过 3D 打印重建先天性心脏病模型[6]（图 11-3），也可与 4D Flow 成像（图 11-4）结合，对血流和分流进行更好的可视化成像[7]。

二、心脏节段分析法和 CMR 在成人先天性心脏病研究中的应用

　　CMR 可以对先天性心脏病进行更为全面的形态学研究，不仅可以针对常规平面（横断位、失状位和冠状位）进行扫描，也可针对特定的感兴趣区域进行多次乃至不

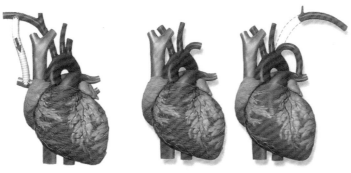

A 型 Blalock-Taussig 分流：右锁骨下动脉分流到右肺动脉

B 型 Blalock-Taussig 分流：左锁骨下动脉分流到左肺动脉

▲ 图 11-1　Blalock-Taussig 分流术

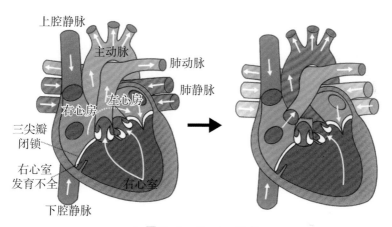

▲ 图 11-2　Fontan 手术

表 11-2　超声心动图与 CMR 诊断效能比较

项　目	超声心动图	CMR
显示解剖的层面	受限于超声窗	不受限
左心室体积和功能	++	+++
右心室体积和功能	+	+++
右心评价	++	+++
血流评价	++	+++
瘢痕评价	0	+++

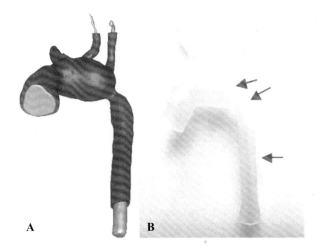

◀ 图 11-3 通过 CMR 图像重建的主动脉弓发育不全 3D 打印模型

公开来源，引自 Biglino et al. Journal of Cardiovascular Magnetic Resonance 2013, 15: 2.

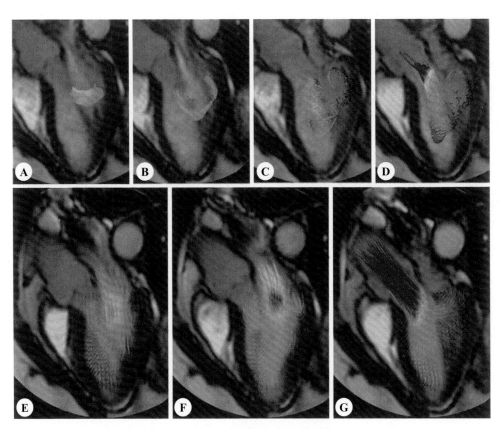

▲ 图 11-4 心内血流 4D Flow 成像

公开来源，引自 Dyverfeldt et al. Journal of Cardiovascular Magnetic Resonance (2015) 17: 72. [7]

限次数的扫描，并且无须受超声心电图声窗的限制。CMR 扫描的基本层面遵循心室扫描规范（图 11-5）

从长轴开始扫描，接下来获得两心室的短轴层面，用以评价心室容积和功能（图 11-6）。

使用相位对比序列可以获得主动脉（Q_s）和肺动脉（Q_p）的前向血流量，从而计算其比值（Q_p/Q_s）评估分流程度。同样的相位对比技术也可以用来计算先天性心脏病其他区段的流量。

先天性心脏病研究的特点为节段分析法[8, 9]（图 11-7），其中包括对内脏 – 心房位（图 11-8，心房正位、心房反位、对称位）、心脏位置（图 11-9，左位心、右位心、中位心）、心脏节段（图 11-10，心房、心室、心室流出道）和心脏连接（图 11-11）的分析。

三、常见先天性心脏病及病例分析

常见的先天性心脏病类型见表 11-3。

临床最常见的成人先天性心脏病类型如下所述。

- 房间隔缺损。
- 二叶式主动脉瓣。
- 法洛四联症术后。

病例分析

1. 病例 1

房间隔缺损（atrial septal defect，ASD）是指两个心房之间通过房间隔存在连通，通常位于卵圆窝水平（继发孔型或卵圆窝型 ASD），在心内膜垫缺损（部分房室管）的情况下，房间隔缺损位于房室开口的正上方（原发孔型 ASD）。罕见的 ASD 类型为涉及上 / 下腔静脉或冠状静脉窦的所谓静脉窦缺损。

ASD 的 CMR 基本扫描方案包括电影序列的形态学评估（四腔心、两腔心、左心室流出道、右心室流出道、短轴位、心房短轴位），相位对比序列评估主动脉和肺动脉血流和 Q_p/Q_s 比率（量化左向右分流），以及检测缺损处的血流（图 11-12）。

2. 病例 2

二叶式主动脉瓣（bicuspid aortic valve，BAV）可能是一种孤立的先天性缺陷，虽然它可能与其他 CHD 相关（如 BAV 可以见于主动脉缩窄，伴或不伴 VSD）。BAV 由两个并排（内侧、外侧）或前后位置（腹侧、背侧）的半月形主动脉瓣组成，很

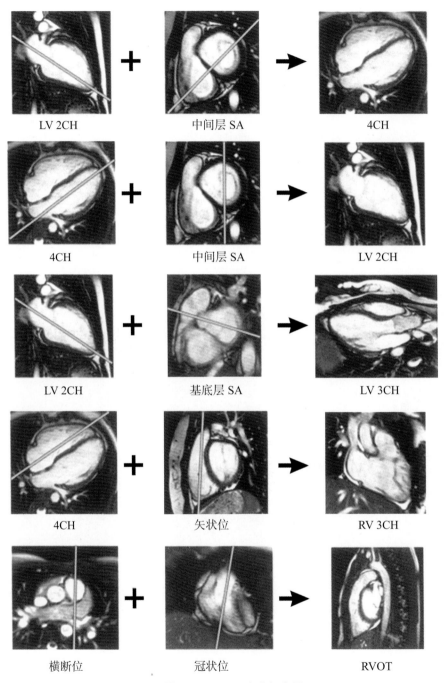

▲ 图 11-5　CMR 心室标准层面

LV. 左心室；RV. 右心室；RVOT. 右心室流出道；SA. 短轴；2CH. 两腔心；3CH. 三腔心；4CH. 四腔心（公开来源，引自 Fratz et al. Journal of Cardiovascular Magnetic Resonance 2013, 15: 51.）

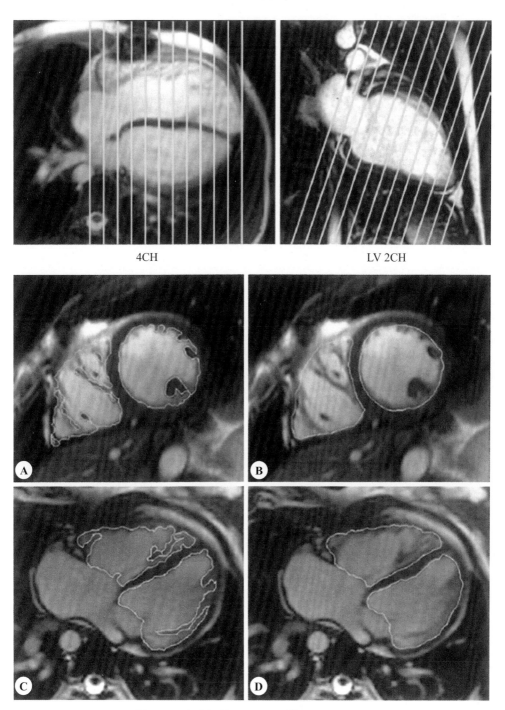

▲ 图 11-6　心室短轴层面用于计算心室体积和功能

LV. 左心室；4CH. 四腔心；2CH. 两腔心

内脏 – 心房位置	心房正位 心房反位 心房不定位 （根据心房在胸腔内位置判断）
心脏位置	左位心 右位心 中位心 （根据心脏轴线位置判断）
心脏节段	心房 心室 大动脉
心脏连接	静脉 – 心房连接 心房 – 心室连接 心室 – 动脉连接

◀ 图 11-7　先天性心脏病节段分析法概述

正常心脏可分为三段：心房、心室和大动脉，由房室和心室 – 动脉交界处进行连接

心房位

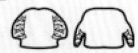

正位　　　反位　　　心房不定位（心房异构）

腹腔脏器位

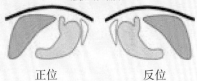

正位　　　　　　反位

◀ 图 11-8　评价内脏 – 心房位置，包括心房位

（右心房及其宽基底附属结构位于右侧，而左心房及其管状附属结构位于左侧即为正位）和腹腔脏器位（肝脏位于右侧，脾脏位于左侧为正位）

心脏位置

右移心　　　　　　左移心

心脏方向

右位心　　中位心　　左位心

◀ 图 11-9　评价心脏位置和方向

心房节段

右心房　　　　　　　　左心房

宽底、三角形附属结构，
同侧短而垂直的支气管

狭窄的管状附属结构，
同侧长而水平的支气管

心室节段

右心室：小梁状的室
壁，与三尖瓣相关，
间隔壁右心室节制
索，肌性动脉圆锥

左心室：光滑的室
壁，与二尖瓣相关，
二尖瓣与乳头肌相连

动脉节段　　肺动脉干：分叉为左
肺动脉和右肺动脉

主动脉：发出冠状
动脉、主动脉弓

◀ 图 11-10　心脏节段
分析

心脏连接

下腔静脉和上腔静脉连接
左上腔静脉（90% 经冠状静脉窦引流至右心房）
肺静脉引流：正常、异常（部分或全部）

静脉 – 心房连接

房室连接

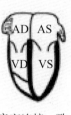

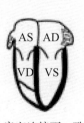

房室连接一致　　　　　　房室连接不一致

◀ 图 11-11　心脏
连接

AD. 主动脉夹层；
AS. 主动脉瓣狭窄；
VD. 心脏舒张期血
流信号；VS. 心脏
收缩期血流信号

心室 – 动脉连接

心室 – 动脉连接一致：左心室与主动脉相连，右心室与肺动脉干相连

心室 – 动脉连接不一致：左心室与肺动脉干相连，右心室与主动脉相连

表 11-3　先天性心脏病（CHD）的病理生理学分类

肺血增加的 CHD（无肺动脉梗阻和左向右分流的间隔缺损）

- **静脉极缺损**（部分肺静脉异位引流，如右肺静脉引流至下腔静脉的"弯刀综合征"，或部分肺静脉异位引流至上腔静脉或冠状静脉窦）
- **房间隔缺损（ASD）：** 原发孔、继发孔或卵圆窝型 ASD、静脉窦型缺损
- **心内膜垫缺损：** 也称为房室间隔缺损或房室通道缺损，包括房室瓣下大型室间隔缺损、近房室瓣平面上房间隔缺损、单一或共同房室瓣孔
- **室间隔缺损（VSD）：** 缺损位于室间隔膜部或周围（膜周部 VSD），或位于室间隔的入口顶端或出口的肌肉组织处（肌部 VSD），缺损位于主动脉瓣下方动脉圆锥远端（动脉干下型 VSD）属特殊类型 VSD
- **主动脉 – 肺动脉间隔缺损：** ①动脉导管未闭；②永存动脉干是左右心室均向一根共同的动脉干射血，动脉干的半月瓣骑跨于高位室间隔缺损之上，体循环、肺循环和冠循环血供均直接来自动脉干；③主动脉肺动脉窗

肺血减少的 CHD（肺动脉梗阻及右向左分流的间隔缺损）

- 肺动脉瓣狭窄伴 ASD
- 肺动脉狭窄伴 VSD（法洛四联症）
- 三尖瓣闭锁
- Ebstein 畸形（三尖瓣下移畸形）
- 单心室（双入口）伴肺动脉狭窄

血流前行受阻且无间隔缺损（无分流）的 CHD

- 肺动脉狭窄
- 主动脉瓣狭窄
- 主动脉缩窄

严重到与出生后血液循环不相容的 CHD

- 导管依赖型 CHD（肺动脉闭锁、主动脉和二尖瓣闭锁及主动脉弓离断或闭锁）
- 体肺循环平行（完全性大动脉转位）
- 肺静脉连接异常 / 阻塞

成年前无症状的 CHD

- 二叶式主动脉瓣
- 冠状动脉先天性异常
- 典型预激综合征，又称 WPW 综合征
- 先天性矫正型大动脉转位

引　自　Thiene G, Frescura C.Anatomical and pathophysiological classification of congenital heart disease. Cardiovasc Pathol.2010 Sep-Oct; 19(5): 259–74.

可能是躯干垫融合的胚胎缺陷所致。BAV 常与升主动脉扩张和中膜囊性坏死相关，有发生主动脉夹层和猝死的风险。

　　CMR 可通过三腔心、左心室流出道和左心室流出道冠状位的电影成像（图 11-13）很好地显示主动脉瓣的形态，适用于超声心动图窗口较差的患者，此外还可以联合检测主动脉根部和主动脉。

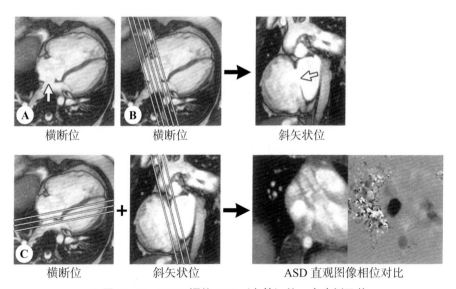

横断位　　　　　　横断位　　　　　　斜矢状位

横断位　　　　　　斜矢状位　　　　　ASD 直观图像相位对比

▲ 图 11-12　CMR 评估 ASD（白箭）的一个病例示范

公开来源，引自 Fratz et al. Journal of Cardiovascular Magnetic Resonance 2013, 15: 51.

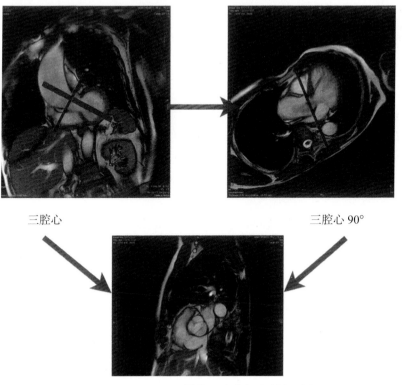

三腔心　　　　　　　　　　　　　　　　三腔心 90°

▲ 图 11-13　CMR 评估二叶式主动脉瓣示例

图 11–14 为 1 例主动脉缩窄患者手术前的 CMR 图像。

3. 病例 3

法洛四联症手术，胚胎圆锥发育不良导致了以牺牲肺动脉圆锥为代价的心室流出道间隔发育不良。动脉圆锥中隔向前偏移，在中隔边缘外脱位，造成肺动脉圆锥部狭窄和 VSD（图 11–15）。肺动脉瓣也可能出现狭窄，并且经常是双尖瓣。部分血流通过 VSD 从右心室流向主动脉（右向左分流），解释了主动脉位置右移、骑跨于室间隔和双心室起源，以及伴有室壁肥厚的为全身泵血的右心室。法洛四联症（tetralogy of Fallot，TOF）常伴有的相关病变有右位主动脉弓、房室间隔缺损和冠状动脉异常。

Blalock-Thomas-Taussig 手术是最初可用于法洛四联症的唯一手术方式，属于姑息性手术。法洛四联症的完全修复在最开始的阶段具有很高的死亡风险，但这种风险逐年降低。现在通常在 1 岁或更小的婴儿中进行手术，围术期死亡率＜ 5%。开胸手术旨在通过仔细切除右心室流出道的肌肉以缓解流出道狭窄和梗阻，并用补片修复 VSD。婴儿期完全修复的 TOF 患者中有 90% 的人在以后的生活中会逐渐出现肺动脉瓣反流，建议他们在专门的成人先天性心脏病医疗中心进行随访。CMR 对于评估右心室体积、功能及肺动脉瓣反流的程度非常重要（图 11–16 报道了一个案例）。反流分数＞ 35% 提示为显著的肺动脉瓣反流。在右心恶化发展为中度至重度肺动脉瓣反流（RF ＞ 25%）和 RV 舒张末期体积＞ 150ml/m^2 之前，需要进行肺部手术。右

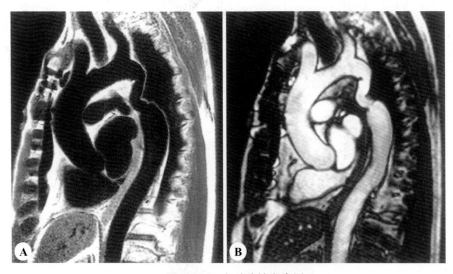

▲ 图 11–14　主动脉缩窄病例

A. 显示形态学异常的 T1WI；B. SSFP 电影序列

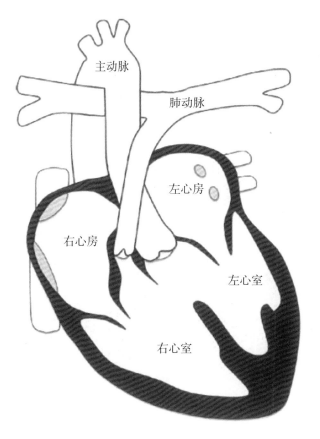

◀ 图 11-15 法洛四联症示意图

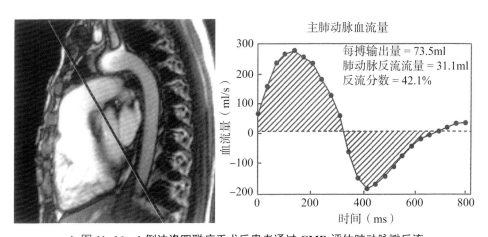

▲ 图 11-16 1 例法洛四联症手术后患者通过 CMR 评估肺动脉瓣反流

相位对比序列可以评估肺动脉前向血流、反向血流及反流分数。在这个案例中，肺动脉反流流量为 31.1ml，而右心室每搏输出量为 73.5ml。反流分数为（31.1/73.5）×100=42%（公开来源，引自 J Cardiovasc Magn Reson.2011 Jan 20; 13: 9.）

心室舒张末期体积＞ 160ml/m^2 和 RV 收缩末期体积＞ 82ml/m^2 预示右心室预后不佳[10]。

四、成人先天性心脏病 CMR 要点与扫描方案

- 与超声心动图相比，CMR 可以更好地对先天性心脏病进行形态学和功能评估，因 CMR 可进行无限角度成像，而无任何超声心动图窗口的限制。

- CMR 是评价双心室体积和功能的金标准，尤其适用于右心的研究。

- 用于评估先天性心脏病的特定 CMR 序列包括 SSFP 电影序列、用于评价血流和分流的相位对比序列及 Q$_p$/Q$_s$ 比率的测算。

- 成人常见的先天性心脏病主要包括房间隔缺损、二叶式主动脉瓣、主动脉缩窄术后、法洛四联症和矫正型大动脉转位。

- CMR 可以评估先天性心脏病手术后的可能并发症，并可以对这些患者进行细致的随访。

参考文献

[1] Wood JC. Anatomical assessment of congenital heart disease. J Cardiovasc Magn Reson. 2006;8(4):595–606.

[2] Fratz S, Hess J, Schuhbaeck A, Buchner C, Hendrich E, Martinoff S, Stern H. Routine clinical cardiovascular magnetic resonance in paediatric and adult congenital heart disease: patients, protocols, questions asked and contributions made. J Cardiovasc Magn Reson. 2008;10:46.

[3] Ntsinjana HN, Hughes ML, Taylor AM. The role of cardiovascular magnetic resonance in pediatric congenital heart disease. J Cardiovasc Magn Reson. 2011;13:51.

[4] Fratz S, Chung T, Greil GF, Samyn MM, Taylor AM, Valsangiacomo Buechel ER, Yoo SJ, Powell AJ.Guidelines and protocols for cardiovascular magnetic resonance in children and adults with congenital heart disease: SCMR expert consensus group on congenital heart disease. J Cardiovasc Magn Reson. 2013;15:51.

[5] Kramer CM, Barkhausen J, Flamm SD, Kim RJ, Nagel E, Society for Cardiovascular Magnetic Resonance Board of Trustees Task Force on Standardized Protocols. Standardized cardiovascular magnetic resonance (CMR) protocols 2013 update. J Cardiovasc Magn Reson. 2013;15:91.

[6] Schrot J, Pietila T, Sahu A.State of the art: 3D printing for creating compliant patient-specific congenital heart defect models. J Cardiovasc Magn Reson. 2014;16(Suppl 1):W19.

[7] Dyverfeldt P, Bissell M, Barker AJ, Bolger AF, Carlhäll CJ, Ebbers T, Francios CJ, Frydrychowicz A, Geiger J, Giese D, Hope MD, Kilner PJ, Kozerke S, Myerson S, Neubauer S, Wieben O, Markl M. 4D flow cardiovascular magnetic resonance consensus statement. J Cardiovasc Magn Reson. 2015;17:72.

[8] Thiene G, Frescura C.Anatomical and pathophy-siological classification of congenital heart disease. Cardiovasc Pathol. 2010;19(5):259–74.

[9] Herzog B, Kidambi A, Ballard G. Congenital Heart Disease Pocket Guide. Disponibile gratuitamente online all'indirizzo. https://www.escardio.org/Sub-specialty-communities/ European-Association-of-Cardiovascular-Imaging-(EACVI)/ Research-and-Publications/ CMR-Pocket-Guides.

[10] Geva T.Repaired tetralogy of Fallot: the roles of cardiovascular magnetic resonance in evaluating pathophysiology and for pulmonary valve replacement decision support. J Cardiovasc Magn Reson. 2011;13:9.

第 12 章 主动脉及血管疾病
Aortic and Vascular Diseases

周 晖 赵琳枚 **译** 廖伟华 **校**

一、概述

心脏磁共振无电离辐射，可以清晰显示主动脉病变及其病理过程，如果不需要进行磁共振血管造影，也可以不使用对比剂[1-3]。然而，CMR 不适用于病情不稳定的患者及危急重症患者，如评估主动脉夹层。

在正常生理状态下，主动脉直径由根部向远端逐渐变窄（主动脉根部直径的阈值上限是男性 40mm，女性 34mm）（图 12-1）。随着年龄增长，主动脉直径增宽，一般增长速度为男性每 10 年 0.9mm，女性每 10 年 0.7mm。一般情况下，主动脉直径的评估应于远心端的横截位进行（图 12-2）。目前关于测量是否包括主动脉壁尚未达成共识（需要特别说明的是，对于腹主动脉瘤的大小测量包含了主动脉壁）。

其他评估主动脉的影像学技术包括经胸超声心动图（尤其适用于主动脉瓣、主动脉根部和升主动脉近端的评估）、经食管超声心动图（适用于升主动脉、降主动脉及主动脉急性疾病的评估）、腹部超声心动图（用于腹主动脉瘤的评估）和 CT（可实现主动脉全长及其钙化的评估，但存在电离辐射）。

二、主动脉疾病

CMR 适用于病情稳定的患者（表 12-1），对疑似或已知急性主动脉疾病的不稳定患者应通过超声心动图和 CT 进行评估。因此，主动脉夹层患者很少采用 CMR 进行评估（图 12-3 和表 12-2）。

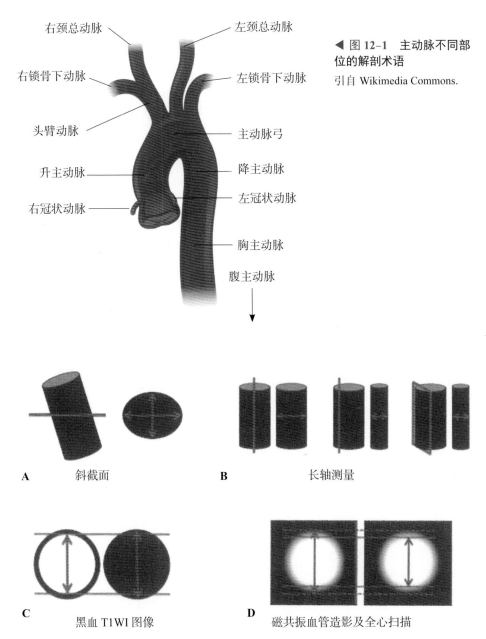

◀ 图 12-1　主动脉不同部位的解剖术语

引自 Wikimedia Commons.

A　斜截面　　B　长轴测量

C　黑血 T1WI 图像　　D　磁共振血管造影及全心扫描

▲ 图 12-2　主动脉直径测量中存在的问题

可能高估直径（A. 测量时采用血管的斜截面而非垂直截面）或低估直径（B. 在直径的长轴上测量，而不是在血管的短轴上测量）。在黑血 T1WI 图像中，测量主动脉直径时如果包含血管壁，可能会高估直径（C）。在血管造影序列中，空间分辨率低、运动伪影和缺乏心脏同步性等问题也可能造成测量误差（D）。在 3D 全心扫描时，扫描与心脏运动同步，但运动伪影以及低分辨率仍会影响测量结果

表 12-1 不同影像学技术在急性主动脉综合征研究中的诊断价值

病 变	经胸超声心动图	经食管超声心动图	CT 血管造影	心脏磁共振
升主动脉夹层	++	+++	+++	+++
主动脉弓夹层	+	+	+++	+++
评估主动脉直径	+	+++	+++	+++
评估主动脉附壁血栓	++	+++	+++	+++
评估主动脉间壁血肿	+	+++	+++	+++
评估主动脉穿透性溃疡	+	+++	++	+++
评估主动脉旁支受累情况	+	+	+++	+++

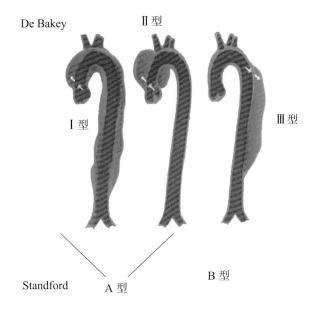

◀ 图 12-3 主动脉夹层的分型
引自 Wikimedia Commons.

心脏磁共振可在不使用对比剂的情况下在不同水平上对主动脉瘤进行最佳显示和测量。在疑似二叶式主动脉瓣的情况下，当超声心动图难以诊断时，CMR 或 CT 可以较好地对瓣膜和主动脉大小进行形态学评估（尤其有助于评估主动脉直径是否 > 50mm 或每年增加的直径是否 > 3mm）（表 12-3）。

此外，CMR 也可用于主动脉管壁组织学特征的评估。例如，可通过 STIR-T2WI 序列识别是否存在动脉壁水肿。

表 12-2　CMR 评估主动脉病变的主要适应证

建　议	分　类	证据等级
怀疑急性主动脉综合征的病情稳定的患者	I	C
Stanford B 型夹层患者进行反复多次的评估	I	C
在超声心动图不适用的情况下，采用 CT/CMR 评估主动脉根部的二叶式主动脉瓣	I	C
采用 CT/CMR 评估主动脉根部的二叶式主动脉瓣时，为了明确主动脉扩张是否>50mm 或每年增大>3mm	I	C
采用 CT/CMR 明确主动脉慢性疾病	I	C
经血管腔内介入治疗的年轻患者，采用 CMR 随访避免电离辐射过量	II a	C

三、CMR 在主动脉和血管疾病研究中的优势

CMR 可实现对血管解剖、形态、大小和组织学特征（如动脉炎管壁是否存在水肿）的评估（表 12-4），而且没有电离辐射。然而，CMR 仅适用于病情稳定的患者，在疾病急性期或危急情况下无法实施 CMR 检查。该检查较其他成像技术更耗时，许多医院未开展此成像技术。值得注意的是，CMR 也可以像 CT 一样通过注射对比剂和 3D 重建进行磁共振血管造影。通过检测主动脉壁水肿和延迟钆增强扫描，可以对大动脉炎血管壁的组织学特征进行评估。CMR 另一个局限性为无法像 CT 一样进行钙化的检测。在电影图像中，主动脉直径是在舒张末期的短轴位（垂直于血流方向）进行测量，而主动脉根部直径测量短轴位取自左心室流出道及三腔心（LVOT 90°）的位置（图 12-4）。

病例分析

病例

一名 67 岁男性，随访中的 B 型主动脉夹层，患有高血压和 B 型主动脉夹层，进行 CMR 检查后纳入主动脉夹层的随访对照研究。在增强 MR 血管造影序列上，真假腔均显示良好（图 12-5）。真腔小于假腔，未受累的颈部、腹部血管起源于真腔。夹层长轴纵向延伸至髂动脉为止。

MR 检查明确了稳定的 B 型主动脉夹层的诊断。CE-MRA 对评价主动脉夹层的位置、范围、直径和分支血管受累的情况非常具有价值。

表 12-3　基于 2014 年欧洲心脏病学会（ESC）指南中主动脉瘤干预指征的直径阈值

动脉瘤的类型及位置		直　径
升主动脉	马方综合征的主动脉根部动脉瘤	≥50mm（Ⅰ C）
	马方综合征的主动脉根部动脉瘤且存在危险因素 ª	≥45mm（Ⅱ aC）
	主动脉根部动脉瘤且存在危险因素 ª	≥50mm（Ⅱ aC）
	无弹性组织缺乏症的主动脉根部动脉瘤	≥55mm（Ⅱ aC）
主动脉弓	主动脉弓的孤立性动脉瘤	≥55mm（Ⅱ aC）
降主动脉	当解剖位置合适时，应考虑血管腔内治疗（主动脉腔内修复术）而非外科手术治疗	（Ⅱ aC）
	血管腔内治疗指征	≥55mm（Ⅱ aC）
	血管腔内治疗无法实施时，采用手术治疗	≥60mm（Ⅱ aC）
	合并马方综合征或其他弹性组织缺乏症时，手术治疗为第一选择	（Ⅱ aC）
腹主动脉	手术治疗指征	>55mm 或每年增长>10mm（Ⅰ B）
	尽可能采用血管腔内治疗	（Ⅰ A 或 Ⅰ C）
	超声心动随访（Ⅱ aB）	30～39mm（每 3 年）40～44mm（每 2 年）>44mm（每年）

a. 具有主动脉病变家族史和（或）主动脉直径每年增大>3mm（在同一主动脉水平采用同一成像技术重复测量，并经另一种成像技术比较确认）、严重的主动脉瓣或二尖瓣反流、备孕状态等

四、主动脉及血管疾病 CMR 要点与扫描方案

- CMR 可进行主动脉各段的大小及形态学评估（主要优势）。

- T2WI 可用于动脉管壁水肿的检测，用于疑似动脉炎的研究（附加优势）。

- MR 的局限性：主要适用于病情稳定的患者，无法检测钙化，检查时间长，技术难度高，较超声心电图及 CT 更难开展，并且成本更高。

- 用于慢性主动脉疾病诊断的 CMR 标准扫描序列包括电影序列、用于形态学评估的 T1WI、T2WI，以及评估管壁炎症的 LGE 序列。对于特定病例，可能需要行 MR 血管造影和 3D 重建。

表 12-4 评估主动脉病变不同成像方法的比较

优势 / 局限性	经胸超声心动图	经食管超声心动图	CT 血管造影	心脏磁共振	血管造影
使用方便	+++	++	+++	++	+
可靠性	+	+++	+++	+++	++
床旁 / 紧急使用	++	++	—	—	++
进行系列研究	++	+	++	++	—
评估动脉壁	+	+++	+++	+++	—
费用	+	+	++	+++	+++
电离辐射	0	0	+++	0	+++
肾毒性	0	0	+++	—	+++

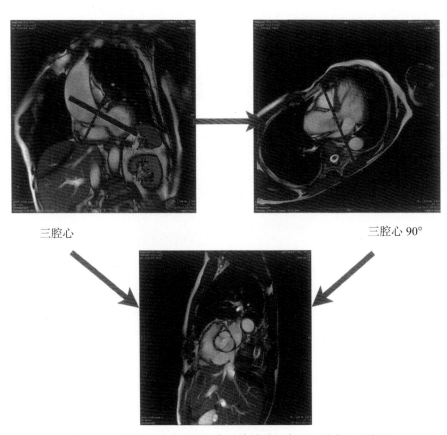

三腔心   三腔心 90°

▲ 图 12-4 评估主动脉根部和主动脉瓣膜形态（二叶式主动脉瓣）

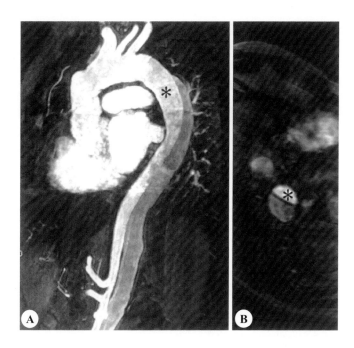

◀ 图 12-5 1 例 B 型主动脉夹层的 CEMRA 成像

真腔强化明显（＊），并且直径小于假腔（A 为长轴位，B 为短轴位）

参考文献

[1] Erbel R, Aboyans V, Boileau C, Bossone E, Bartolomeo RD, Eggebrecht H, Evangelista A, Falk V, Frank H, Gaemperli O, Grabenwöger M, Haverich A, Iung B, Manolis AJ, Meijboom F, Nienaber CA, Roffi M, Rousseau H, Sechtem U, Sirnes PA, Allmen RS, Vrints CJ, ESC Committee for Practice Guidelines. 2014 ESC Guidelines on the diagnosis and treatment of aortic diseases: document covering acute and chronic aortic diseases of the thoracic and abdominal aorta of the adult. The Task Force for the Diagnosis and Treatment of Aortic Diseases of the European Society of Cardiology (ESC). Eur Heart J. 2014;35(41):2873–926.

[2] Kramer CM, Barkhausen J, Flamm SD, Kim RJ, Nagel E, Society for Cardiovascular Magnetic Resonance Board of Trustees Task Force on Standardized Protocols. Standardized cardiovascular magnetic resonance (CMR) protocols 2013 update. J Cardiovasc Magn Reson. 2013;15:91.

[3] Dyverfeldt P, Bissell M, Barker AJ, Bolger AF, Carlhäll CJ, Ebbers T, Francios CJ, Frydrychowicz A, Geiger J, Giese D, Hope MD, Kilner PJ, Kozerke S, Myerson S, Neubauer S, Wieben O, Markl M. 4D flow cardiovascular magnetic resonance consensus statement. J Cardiovasc Magn Reson. 2015;17:72. https://doi.org/10.1186/s12968-015-0174-5.

第 13 章　CMR 与植入装置
CMR and Devices

周　晖　马天琪 **译**　柏勇平 **校**

起搏器（pacemaker，PM）和植入式心脏除颤器（implantable cardiac defibrillator，ICD）通常被统称为"心脏植入性电子装置"（cardiac implantable electronic devices，CIED），在既往的指南中也在传统上被认为是心脏磁共振的禁忌证 [1-3]。

然而，据估计，50%～75% 植入了 CIED 的患者在装置植入后的生存时间中因并发症出现需要进行 CMR 检查的适应证，并且在特定情况下，CMR 对于他们制订正确的治疗方案至关重要。因此，熟知 CMR 对植入装置的潜在影响十分必要。

一、CMR 对植入装置的影响

CMR 系统有三个可能影响植入装置的主要组件：①主静磁场；②梯度场；③射频脉冲。

表 13-1 总结了磁共振各组件对植入装置可能产生的主要影响。

所有三个组件均可能与植入装置相互作用，改变其正常功能；射频也有可能诱发不良事件，尤其是引起导线发热，因为起搏导线可能充当天线，将电磁能集中在尖端，从而致使导线周围组织发热，并导致软组织损伤，伴有水肿和（或）纤维化。这可能是起搏阈值增加、捕获丢失及导致更严重的病例甚至穿孔的原因。在猪的动物模型实验中，在 SAR 接近 3.8W/kg（高于常规 CMR 扫描）的情况下，电极尖端的温度升高，最高可达 20℃。现代的磁共振兼容起搏器改变了导线的直径和材料，因此在共振频率中可以保持惰性。

表 13-1　CMR 组件对植入装置的潜在影响

潜在影响	主磁场（静态）	梯度场	射频脉冲
力和力矩	X		
振动	X	X	
设备相互干扰 [a]	X	X	X
患者发热		X	X
导线发热			X
心肌刺激		X	X

a. 可能损坏和干扰正常功能

因 PM 和 ICD 都含有铁磁材料，所以它们均受到主磁场的磁力和力矩的影响。2000 年以后生产的新一代 CIED 铁磁含量下降，植入 4～6 周后在 CMR 1.5T 的环境中表现安全[4-7]。根据欧洲指南[7]，植入后最少需要 6 周的时间，以使装置充分锚定。现代的起搏导线是用磁性较弱的材料制造的，如果连接到电脉冲发生器，移动或脱落的风险非常小。

最大的风险尤其存在于 2000 年之前生产的旧装置（所谓的"传统装置"），虽然硬件和软件的变化已经降低了新装置的风险，但仍应该对 MR 兼容的装置和非 MR 兼容的装置进行具体区分（见后文）。

旧装置在磁共振的磁场环境中发生故障的潜在原因包括①簧片开关在磁场中被激活；②电复位；③起搏不当和射频治疗抑制；④ ICD 电池耗尽和损坏。

簧片开关是根据施加的磁场操作的电气开关，通常被结合以允许 CIED 设备询问。在磁场中应用允许簧片开关激活抑制 CIED 的需求功能，通常将 CIED 设备设置为异步模式。因此，已经在经 MR 扫描的 CIED 装置中证实了可变的簧片开关响应，MR 扫描可以诱发非同步起搏（R-On-T 现象和诱发心律失常的风险）和短暂或持续起搏丧失（起搏依赖患者有停搏风险）。在 ICD 中，簧片开关的激活通常是导致植入装置治疗失活的原因。在 MR 兼容的起搏器中，簧片开关已被固态或霍尔传感器所替代。

电复位或开机复位是一种紧急 / 备用模式，允许起搏器以较低的速率限制恢复到 VVI 起搏模式，并在电池寿命终止前关闭所有高级功能。对于植入式心脏除颤器而言，它是一种可以避免不当冲击损坏装置的安全机制（它本质上是一种 VVI 备份模式，与治疗无关）。植入式心脏除颤器不能被重编程，该装置损坏应该被更换。在没有潜在室性节律的起搏器依赖患者中，起搏器将异步起搏转换为 VVI 模式，射频脉冲被起搏器错误地解释为内在电活动，被认为是既往报告的 CMR 导致起搏器患者死亡的严重事件的原因之一。

射频脉冲可能导致起搏不当和治疗抑制（例如，非同步起搏、程序改变和电池耗尽等也可能被起搏器自发的电活动错误的解释）。

在 MR 环境下，植入式心脏除颤器无法使电容器充电，并且多次尝试充电可能会导致除颤器电池耗尽或损坏。

尽管较早的报道显示使用非 MR 兼容的植入装置患者发生了个别安全事故，包括心脏停搏、心室颤动和死亡，但 2010 年后没有新的伤亡报道且事故的影响有限。

除了安全问题外，PM 和 ICD 也会导致磁场均匀性的严重失真，从而造成可能影响图像质量的伪影（见后文）。

在最近一项综合 15 个研究中对植入心脏起搏器患者进行的 > 1400 次 CMR 检查的综述中，没有报告 1 例死亡病例 [8]。另一项研究（前瞻性、非随机）纳入了 438 例植入装置的患者（54% 使用起搏器，46% 使用除颤器），这些患者接受了 555 项 MRI 检查（40% 头部，22% 脊柱，16% 心脏，13% 腹部，9% 四肢），结果显示磁共振对植入装置的影响有限。有 3 例患者（0.7%），其装置恢复到没有长期影响的瞬时备份编程模式。此外，研究观察到心房和心室导线阻抗的微小变化，但起搏捕获阈值没有显著改变。对于起搏器依赖的患者，起搏模式被改为异步起搏模式，而对其他患者则改为需要的模式。快速心律失常的功能被禁用。磁共振检查时患者的血压、心电图、血氧饱和度和症状由一名具有心脏生命支持和装置编程经验的护士进行监测，并有电生理师的即时支持 [9]。一项多中心、前瞻性队列研究（MagnaSafe Registry）对 2001 年后植入非 MR 兼容的起搏器或植入式心脏复律除颤器的患者进行了多达 1500 次 MRI 检查，这些患者有临床指征并接受了特定方案的非胸部 MRI 检查，以确保减轻可预防的潜在不良事件。结果显示，没有发生严重的不良事件及设备或导线故障 [10, 11]。患者在 1.5T 的磁共振设备上接受有临床指征的非胸部 MRI 检查，根据预先指定的方案进行了适当的筛选并对装置进行重编程。如果患者无症状且固有心率 ≥ 40 次 / 分，则将该装置设置为无起搏模式（ODO 或 OVO）。有症状的患者或固有心率 < 40 次 / 分的患者被确定为起搏依赖，该装置则被重编程为异步起搏模式（DOO 或 VOO）。对于植入了 ICD 的非起搏依赖性患者，所有心动过缓和心动过速的治疗均在 MRI 前被停用。植入了 ICD 的起搏依赖患者被排除，因为并非所有 ICD 模式都允许心动过速和心动过缓治疗的单独停用。MRI 检查后，恢复基线设置，重复全面装置查询，如有必要，重新编程植入装置以保持足够的起搏和

传感。

在此基础上，应仔细评估植入了非 MR 兼容装置患者的 CMR 扫描，并应充分监控设备，在扫描前、后对装置进行充分检查和重新编程。

二、携带植入装置的患者的图像质量

PM 和 ICD 由于其铁磁性成分，可能导致磁场的显著失真[12]。装置的铁磁性成分会产生磁场不均匀性，从而改变 MR 信号并产生伪影（金属磁敏感伪影）。

由于配准错误或信号丢失，这些金属磁敏感伪影可能显示为亮带或暗带（图 13-1）。伪影的大小取决于设备的体积和铁磁性，但也取决于磁场梯度的方向、强度及 MR 序列的类型。对磁场不均匀性最敏感的 MR 序列包括平衡稳态自由进动序列、反转恢复序列和具有快速 k 空间采集（如平面回波成像和螺旋模式）的序列。梯度回波序列受到的影响很大程度上取决于 TE 的设置：较短的 TE 允许在更短时间内去相并限制信号损失。自旋回波序列不易出现此类磁敏感伪影。

在植入了左侧 ICD/BiV-ICD 系统的患者中，CMR 的应用可能会受到限制，因为与植入 PM 或右侧 ICD/BiV-ICD 系统的患者相比，左侧 ICD/BiV-ICD 系统会在心脏

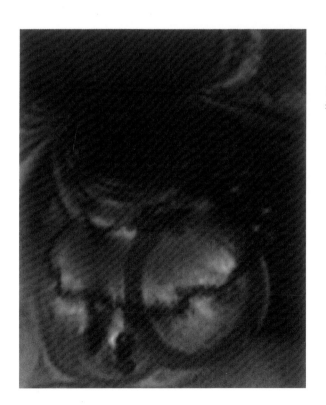

◀ 图 13-1　植入装置的患者体内的金属磁敏感伪影
由于配准错误或信号损失，伪影表现为亮带或暗带

区域产生更大的伪影。

三、磁共振兼容的植入性装置和非磁共振兼容的植入性装置

磁共振兼容装置是指在制造商声明的特定条件下安全的植入装置。装置的所有部件（发电机和导线）均应属磁共振兼容性的，以允许在特定条件下进行安全的 MR 检查（遵循制造商的操作指南）。通常静态场强的极限为 1.5T，SAR 的限值为 2W/kg，转换速率应低于 200T/（m·s）。

各制造商已在植入装置的硬件和软件方面进行了重大革新，以减少装置对 MR 磁场环境的干扰（表 13-2）。

表 13-2　磁共振兼容的植入装置的硬件和软件变化

分　类		变　化
硬件	发电机	• 铁磁材料减少 • 使用固态技术（如霍尔传感器）代替簧片开关 • 64MHz 带阻滤波器以屏蔽发电机外壳
	导线	• 更改设计以改变导线的谐振频率 • 一些导线的尖端使用 64MHz 带阻滤波器
软件		扫描期间的专用 MRI 起搏模式

在任何情况下，MR 扫描前后都必须进行装置的磁共振安全性查询。检查前，"MR 安全"模式被激活（通常在没有感应的情况下编程为异步起搏以降低电磁干扰的风险），高级功能被关闭。一些磁共振兼容性装置增加了起搏刺激，以最大限度降低捕获丢失的风险。

非磁共振兼容装置是指没有在预先规定的条件下进行安全测试的植入式装置。对植入此类装置的患者进行扫描是"适应证外"的，尽管并非绝对禁忌，但只有在对磁共振检查有十分明确的适应证且没有其他诊断替代检查方案的情况下，才应进行良好监测下的磁共振扫描，并在扫描前后对装置进行检查和重新编程。

美国磁共振扫描安全指南强烈不建议针对起搏器依赖或植入 ICD 的患者进行磁共振检查，也不推荐在非紧急情况下对植入非磁共振兼容性起搏器的非起搏依赖患者进行磁共振检查[1]。

这种限制的理由包括植入装置受到电磁干扰的不可预测性，以及对植入装置患者的筛选、监测、扫描后检查和重编程方面均需要特别的护理以最大限度地减少患者的风险。根据美国放射学会的指南，以下临床指征对 MRI 检查的推荐等级最高

（8 或 9）：慢性颈部疼痛（具有神经症状和体征，X 线正常）、70 岁以上患者的腰部疼痛、软组织肿块、脑卒中症状和可疑的阿尔茨海默病。

四、欧洲植入装置患者磁共振成像指南

欧洲针对心脏植入装置患者的磁共振成像指南于 2013 年发布 [7]。欧洲指南指出，MRI 对植入装置的潜在不良影响包括射频诱导的导线尖端发热、起搏抑制 / 功能障碍、可能诱发心律失常的异步起搏、短暂的簧片开关激活、程序和捕捉阈值的改变。扫描区域越靠近装置，患者的风险越高。在 0.5T 和随后 1.5T 的磁共振扫描的初步经验表明，如果事先采取特定的预先防护措施，可以安全地进行 MRI 检查。然而，ICD 和大部分 PM（所有的非 MR 兼容的装置）被美国 FDA 认定为 MRI 检查的禁忌证。欧洲心脏病学会指南建议使用扫描前编程、扫描期间监测和扫描后重新编程对植入装置进行仔细筛选。对于传统的 PM/ICD（非磁共振兼容的），如果遵循图 13-2 所示的管理流程，则可以进行 1.5T 的 MRI 扫描，其并发症风险较低（推荐级别Ⅱb，证据水平 B）。在此类患者中，应排除在 MRI 检查前 6 周内植入的导线及存在废弃的或心外膜导线的可能性（射频脉冲诱发导线发热的风险增加）。如果患者不依赖 PM，则应将该装置编程为 VVI/DDI（抑制）。如果患者依赖 PM，装置应该被编程为 VOO/DOO（异步模式）。其他起搏功能和监测及 ATP/ 休克疗法（ICD）应

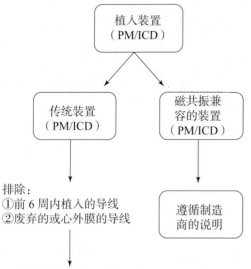

◀ 图 13-2　根据欧洲心脏病学会（ESC）指南，植入装置（PM/ICD）的患者因必要的适应证接受 MRI 检查的管理流程图

被停用。在 MRI 扫描期间，应给予密切的心电图检查和症状监测。在 MRI 扫描后，应检查植入装置并重新编程。

对于磁共振兼容的植入装置，1.5T 的磁共振设备可以按照制造商的说明安全地进行 MRI 检查（推荐级别 Ⅱa，证据水平 B）。

参 考 文 献

[1] Levine GN, Gomes AS, Arai AE, Bluemke DA, Flamm SD, Kanal E, Manning WJ, Martin ET, Smith JM, Wilke N, Shellock FS, American Heart Association Committee on Diagnostic and Interventional Cardiac Catheterization; American Heart Association Council on Clinical Cardiology; American Heart Association Council on Cardiovascular Radiology and Intervention. Safety of magnetic resonance imaging in patients with cardiovascular devices: an American Heart Association scientific statement from the Committee on Diagnostic and Interventional Cardiac Catheterization, Council on Clinical Cardiology, and the Council. Circulation. 2007;116(24):2878–91.

[2] Jung W, Jäckle S, Zvereva V. MRI and implantable cardiac electronic devices. Curr Opin Cardiol. 2015;30(1):65–73.

[3] Yee R, Verma A, Beardsall M, Fraser J, Philippon F, Exner DV. Canadian Cardiovascular Society/Canadian Heart Rhythm Society joint position statement on the use of remote monitoring for cardiovascular implantable electronic device follow-up. Can J Cardiol. 2013;29(6):644–51.

[4] Lowe MD, Plummer CJ, Manisty CH, Linker NJ, British Heart Rhythm Society. Safe use of MRI in people with cardiac implantable electronic devices. Heart. 2015;101(24):1950–3.

[5] Nordbeck P, Ertl G, Ritter O. Magnetic resonance imaging safety in pacemaker and implantable cardioverter defibrillator patients: how far have we come? Eur Heart J. 2015;36(24):1505–11.

[6] Miller JD, Nazarian S, Halperin HR. Implantable electronic cardiac devices and compatibility with magnetic resonance imaging. J Am Coll Cardiol. 2016;68(14):1590–8.

[7] Brignole M, Auricchio A, Baron-Esquivias G, Bordachar P, Boriani G, Breithardt OA, Cleland J, Deharo JC, Delgado V, Elliott PM, Gorenek B, Israel CW, Leclercq C, Linde C, Mont L, Padeletti L, Sutton R, Vardas PE, ESC Committee for Practice Guidelines (CPG), Zamorano JL, Achenbach S, Baumgartner H, Bax JJ, Bueno H, Dean V, Deaton C, Erol C, Fagard R, Ferrari R, Hasdai D, Hoes AW, Kirchhof P, Knuuti J, Kolh P, Lancellotti P, Linhart A, Nihoyannopoulos P, Piepoli MF, Ponikowski P, Sirnes PA, Tamargo JL, Tendera M, Torbicki A, Wijns W, Windecker S, Document Reviewers, Kirchhof P, Blomstrom-Lundqvist C, Badano LP, Aliyev F, Bänsch D, Baumgartner H, Bsata W, Buser P, Charron P, Daubert JC, Dobreanu D, Faerestrand S, Hasdai D, Hoes AW, Le Heuzey JY, Mavrakis H, McDonagh T, Merino JL, Nawar MM, Nielsen JC, Pieske B, Poposka L, Ruschitzka F, Tendera M, Van Gelder IC, Wilson CM. 2013 ESC Guidelines on cardiac pacing and cardiac resynchronization therapy: the Task Force on cardiac pacing and resynchronization therapy of the European Society of Cardiology (ESC). Developed in collaboration with the European Heart Rhythm Association (EHRA). Eur Heart J. 2013;34(29):2281–329.

[8] Zikria JF, Machnicki S, Rhim E, Bhatti T, Graham RE. MRI of patients with cardiac pacemakers: a review of the medical literature. AJR Am J Roentgenol. 2011;196(2):390–401.

[9] Nazarian S, Hansford R, Roguin A, Goldsher D, Zviman MM, Lardo AC, Caffo BS, Frick KD, Kraut MA, Kamel IR, Calkins H, Berger RD, Bluemke DA, Halperin HR. A prospective evaluation of a protocol for magnetic resonance imaging of patients with implanted cardiac devices. Ann Intern Med. 2011;155(7):415–24.

[10] Russo RJ. Determining the risks of clinically indicated nonthoracic magnetic resonance imaging at 1.5 T for patients with pacemakers and implantable cardioverter-defibrillators: rationale and design of the MagnaSafe Registry. Am Heart J. 2013;165(3):266–72.

[11] Russo RJ, Costa HS, Silva PD, Anderson JL, Arshad A, Biederman RW, Boyle NG, Frabizzio JV, Birgersdotter-Green U, Higgins SL, Lampert R, Machado CE, Martin ET, Rivard AL, Rubenstein JC, Schaerf RH, Schwartz JD, Shah DJ, Tomassoni GF, Tominaga GT, Tonkin AE, Uretsky S, Wolff SD. Assessing the risks associated with MRI in patients with a pacemaker or defibrillator. N Engl J Med. 2017;376(8):755–64.

[12] Sasaki T, Hansford R, Zviman MM, Kolandaivelu A, Bluemke DA, Berger RD, Calkins H, Halperin HR, Nazarian S. Quantitative assessment of artifacts on cardiac magnetic resonance imaging of patients with pacemakers and implantable cardioverter-defibrillators. Circ Cardiovasc Imaging. 2011;4(6):662–70.

第 14 章 CMR 常见的伪影
Common Artefacts

周 晖 李 颖 **译** 柏勇平 **校**

一、概述

伪影是在磁共振成像时形成的不真实图像，它是在成像时使用特定的技术和序列的过程中偶然产生的 [1]。心脏磁共振容易产生伪影，这是因为心脏是一个时刻处于运动的器官，心脏运动、呼吸运功、血液流动及不同组织特征（脂肪、肌肉、血液）和使用不同的设备都可能导致伪影的产生 [1, 2]。

伪影会影响图像的质量并降低诊断的准确性。了解在磁共振成像过程中伪影的产生的原因，对于我们提高 CMR 检查的质量、纠正和减少伪影带来的不良影响至关重要 [3, 4]。在 CMR 中可能遇到的主要伪影如下所述。

- 运动伪影（呼吸运动、心脏运动、血液流动相关伪影）。
- 截断伪影（Gibbs 环伪影）。
- 混叠伪影。
- 化学位移伪影。
- 磁场不均匀性伪影。

二、运动伪影

（一）呼吸运动伪影

呼吸运动伪影又称为重影，通常是由患者不能保持屏气而引起的。这种伪影的典型表现是成像轮廓的加倍，并伴随明显的胸廓运动（图 14-1）。

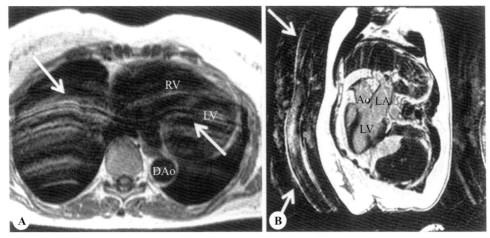

▲ 图 14-1　呼吸运动伪影（箭所示白线为重影）

公开来源，引自 Ferreira et al. Journal of Cardiovascular Magnetic Resonance 2013, 15: 41.

有效的解决方案：用吸气末端保持屏气取代呼气屏气，并使用单次成像、低分辨率成像以减少采集时间，减少屏气困难。其他方法包括使用膈肌导航序列（在特定时段进行图像采集，但是会延长图像采集的总体时间），或者使用自由呼吸的实时成像。

（二）心脏运动伪影

通过心电监测实现心脏同步，可以在心脏相对静止的特定心动周期阶段（舒张中期）获取图像。然而，如果发生心律失常或 ECG 信号质量不好时，这种同步将会丧失或难以实现，产生边缘模糊的心脏运动伪影（图 14-2）。

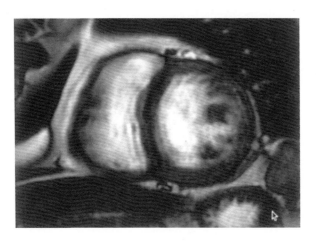

◀ 图 14-2　频繁室性期前收缩引起的心脏同步性受损导致心脏边界模糊而形成的心脏运动伪影（短轴图像）

使用"心律失常抑制"功能可以减弱这种伪影，该功能可以排除在不规则 RR 间期内获取的图像，或者通过使用较低的空间分辨率对图像进行实时采集。

（三）流动伪影

在稳态自由进动序列电影成像时，如果血液高速流动，磁化均匀性将会受到损害。这种伪影通常见于心室或大动脉流出道（图 14-3）。

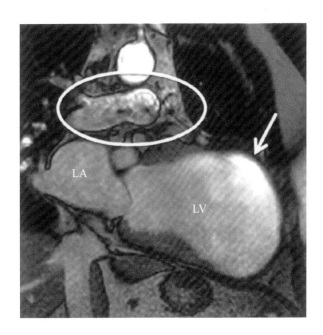

◀ 图 14-3　肺动脉高速血流产生的流动伪影

公开来源，引自 Ferreira et al. Journal of Cardiovascular Magnetic Resonance 2013, 15: 41.

三、截断伪影

当具有不同信号强度的组织之间存在边界或交界（CMR 通常为血流与壁交界），在这种边界上容易产生截断伪影，又称为 Gibbs 环伪影。这是由傅里叶变换无法准确表达信号频率的突然转变这一特殊局限性导致的。在 CMR 中，心肌灌注成像心内膜边界区域容易出现"黑边伪影"，这种黑边伪影很可能是运动伪影和 Gibbs 环伪影的叠加，很容易被经验不足的医生误认为是心内膜下的灌注缺损（图 14-4）。可以通过许多特征区别于真正的灌注缺损：黑边伪影在对比剂到达左心室之前已经出现，而且持续可见的心跳很少（图 14-4），范围有限。通过增加空间分辨率可减少这种伪影的发生，但相应的采集时间就会延长。

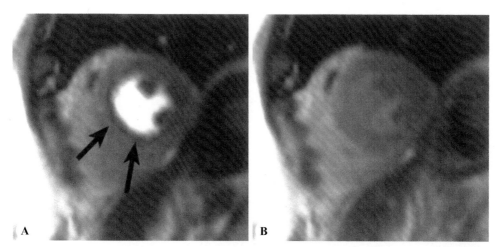

▲ 图 14-4　心肌灌注成像（A，箭）中的黑边伪影，但在首次对比剂通过之后，左心室腔和心肌之间的信号对比度降低，黑边伪影不再可见（B）

引自 Ferreira et al. Journal of Cardiovascular Magnetic Resonance 2013, 15: 41.

四、卷褶伪影和混叠伪影

卷褶伪影是 CMR 中十分常见的伪影。当被成像物体的大小超过相位编码方向的视野（field of view，FOV）时，就会出现卷褶伪影，超出的部分将被包绕到 FOV 的相反边缘（图 14-5）。卷褶伪影解决方法是，增加 FOV 范围并使用饱和带抑制 FOV 外的信

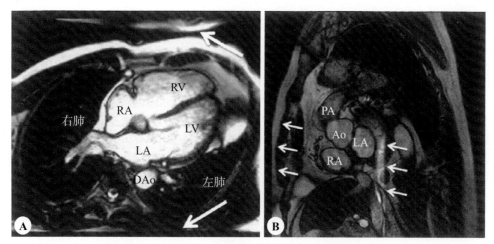

▲ 图 14-5　卷褶伪影（A，白箭）。当使用加速技术加快图像采集但 FOV 太小时，未包括在 FOV 中的部分解剖结构被包绕到图像的中间

公开来源，引自 Neth Heart J (2014) 22: 542-549.

号。在相位对比成像中，当预先选择的最大流速低于实际流速时，就会产生混叠伪影（图 14-6）。超声心动图的多普勒超声技术可以指导 CMR 扫描时选择适当的流速编码（velocity encoding，VENC）。

五、化学位移伪影

在 1.5T 的磁场，水和脂肪的共振频率相差 210Hz，脂肪和水组织之间可能存

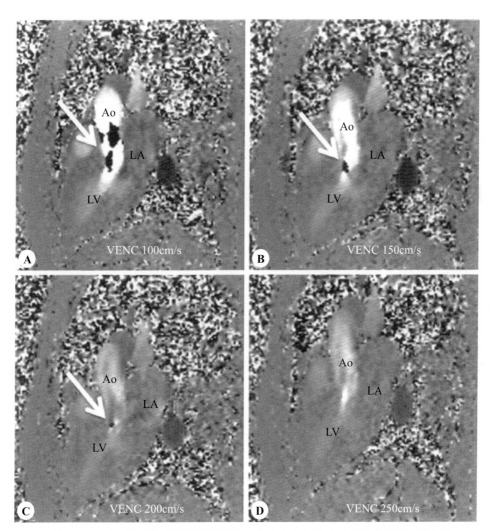

▲ 图 14-6　在相位对比序列评估肥厚型心肌病左心室流出道血流出现的混叠伪影
（白箭，LVOT 区域白色血流中的黑影）。将预设的最大流速值从 100cm/s 逐步增加到 250cm/s，就可以消除混叠伪影（公开来源，改编自 Neth Heart J (2014) 22: 542-549.）

在磁共振配准错误。主要分为两种类型：①电影序列；②静态图像。电影成像出现化学位移伪影的一个典型案例如图 14-7A 所示的心尖部血栓信号的丢失。另一个案例发生在如图 14-7B 所示的静止图像中，由于脂肪和水有不同的共振频率，这种化学位移的存在使它们的重建发生在不同的空间位置。这种位移产生的分离距离取决于接收器的带宽。例如，当带宽为每个像素 105Hz，则在 1.5T 时，水和脂肪共振频率 210Hz 的分离距离就相当于重建图像上的 2 个像素。如果带宽增加 1 倍，变为210Hz，那么分离距离就会缩小到 1 个像素。很显然，通过增加带宽可以减少化学位移效应。然而，增加带宽同时会导致信噪比的降低，带宽的设置应该平衡两者。

六、磁场不均匀性伪影

植入式装置含有的金属材质会影响主磁场的均匀性，导致信号和部分诊断图像的丢失（图 14-8），这种伪影对电影序列的影响特别大。

一个造成主磁场失真的可能原因是外部无线电频率［如磁共振扫描间的门被打

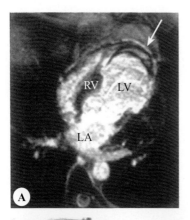

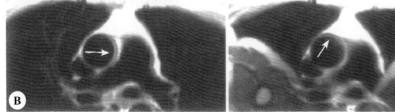

▲ 图 14-7　**A.** 心尖血栓核心的化学位移伪影（低信号，白箭）［公开来源，改编自 **Neth Heart J（2014）22:542–549**］；**B.** 在黑血 **T1WI** 静止图像中，血 / 动脉壁交界处的边缘存在化学位移伪影（白箭），这种伪影可能被误认为是主动脉夹层，应注意识别以避免误诊（公开来源，改编自 **Ferreira et al. Journal of Cardiovascular Magnetic Resonance 2013, 15: 41.**）

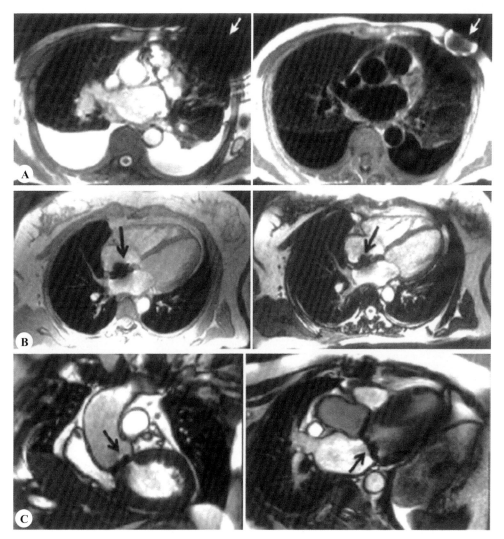

▲ 图 14-8 不同植入装置导致的主磁场的不均匀性与信号损失的关系

A. 循环记录仪；B. 房间隔封堵器；C. 心脏瓣膜（公开来源，改编自 Ferreira et al. Journal of Cardiovascular Magnetic Resonance 2013, 15: 41.）

开，损坏了将主磁力房间与外部干扰隔离的法拉第笼子（Faraday cab）]。这种干扰可能会产生一种典型的拉链伪影，表现为许多形似拉链的平行线。

七、CMR 常见的伪影要点

• 被用于心脏这个运动的器官成像的 CMR 容易产生多种伪影，心脏运动、呼吸运功、血液流动及不同的组织特征的结构（脂肪、肌肉、血液）和使用的不同设备都可能导致伪影的产生。

- 伪影是在磁共振成像时生成的不真实的图像，它是在使用特定的磁共振技术和序列的过程中偶然产生的。

- 伪影会影响图像的质量并降低诊断的准确性。

- 了解磁共振成像过程中伪影的产生的原因，对于我们提高 CMR 检查的质量、纠正和减少伪影带来的不良影响至关重要。

- CMR 成像中的主要伪影包括运动伪影（呼吸运动伪影、心脏运动伪影、流动伪影）、截断伪影（Gibbs 环伪影）、卷褶伪影、混叠伪影、化学位移伪影和磁场不均匀性伪影。

参考文献

[1] Ferreira PF, Gatehouse PD, Mohiaddin RH, Firmin DN. Cardiovascular magnetic resonance artefacts. J Cardiovasc Magn Reson. 2013;15:41. https://doi. org/10.1186/1532–429X-15–41.

[2] van der Graaf AW, Bhagirath P, Ghoerbien S, Götte MJ. Cardiac magnetic resonance imaging: artefacts for clinicians. Neth Hear J. 2014;22(12):542–9.

[3] Ridgway JP. Cardiovascular magnetic resonance physics for clinicians: part I. J Cardiovasc Magn Reson. 2010;12:71.

[4] Biglands JD, Radjenovic A, Ridgway JP. Cardiovascular magnetic resonance physics for clinicians: Part II. J Cardiovasc Magn Reson. 2012;14:66.

第 15 章　CMR 的偶然发现
Incidental Findings

周　晖　陈佳佳 **译**　柏勇平 **校**

一、概述

　　CMR 扫描最开始部分的心脏定位采用的是较低分辨率的序列，用以定位心脏并获得心脏及周围解剖结构的基本视图。由于 CMR 扫描能同时覆盖到颈部、胸部及上腹部等部位，所以能偶然发现心外器官的异常[1]。在最近一项对超过 7000 例患者进行的 12 项研究的系统回顾发现，在 35% 的 CMR 病例中发现了心外器官的异常，其中 12% 的病例发现的心外器官异常是该患者的主要病变。约在 1% 的病例中，心外器官的异常发现影响了后续的治疗[2]。由于 CMR 会越来越多地应用于有多种合并症的老龄化人群，所以未来 CMR 对心外异常表现的评估的重要性可能会增加[3]。

　　CMR 的偶然发现对以下方面十分重要：①临床治疗［心脏和（或）心外疾病的诊断］；②可能开启新的治疗方法；③伦理和医学法律问题。CMR 的诊断报告是因人而异的，通常技术员在受过 CMR 培训的医生［放射科医生和（或）心内科医生］督导下进行 CMR 扫描。在这种情况下，放射科的意见很重要。低分辨率的定位图像通常不能对心外的异常发现进行全面评估，可能需要额外的检查。主要的心外异常发现展示在表 15-1，可发现颈部、纵隔、胸部、上腹部、胸壁及骨骼的病变。本文将介绍主要心外异常表现的一般方面，限于篇幅原因，将不会详细介绍每一种心外异常发现，参考文献列表中列出了供读者补充阅读的材料[1-6]。

表 15-1　按部位划分的主要心外异常发现

颈部
• 甲状腺结节
• 颈部淋巴结肿大
胸部
• 肺部（气道病变、肿块）
• 胸膜（胸腔积液、胸膜肿瘤）
• 纵隔（食管疾病，如食管裂孔疝、食管管壁增厚和肿块、食管扩张，纵隔肿块，纵隔囊肿和淋巴结肿大）
• 胸壁和骨骼（乳腺、腋窝、骨折、肿瘤、感染）
上腹部
• 肝脏（囊肿、血管瘤、肿块、实质性病变）和胆道（胆结石、胆囊炎）
• 肾脏（囊肿、肿块、肾积水、实质性病变）
• 肾上腺肿块
• 脾
• 腹水

二、颈部

CMR 在颈部的主要心外异常发现是与甲状腺和颈部淋巴结有关。

定位相和横断位黑血序列解剖图像，通常可以显示一部分上纵隔和颈部。

比较常见的甲状腺异常表现为甲状腺肿大（绝经后女性最常见）或甲状腺结节。CMR 可以显示甲状腺肿块向胸骨后延伸和对气管的压迫效应（气管偏移）（图 15-1）。低分辨率的定位图像不能辨识结节的良恶性。根据美国放射学会的指南，在 CMR 上偶然发现的甲状腺结节，在没有局部浸润和相关淋巴结肿大迹象的情况下，如果患者年龄＜ 35 岁且结节＞ 1cm，或者患者年龄＞ 35 岁且结节＞ 1.5cm，则应进一步进行甲状腺超声检查进行评估[4]。

三、纵隔和肺

CMR 可以发现的主要纵隔和肺部疾病如下所述。

• 淋巴结肿大（正常淋巴结有脂肪淋巴结门的特征性形态；应该测量淋巴结的短径，而不是长径；正常淋巴结短径＜ 10mm，然而定位像的低分辨率和＞ 5mm 的层厚阻碍了对纵隔淋巴结大小的充分评估）（图 15-2）。

• 残留的胸腺组织。

• 肿块（胸腺瘤、淋巴瘤和畸胎瘤）。

• 髓外造血常见于用磁共振 T2* 序列评估心肌和肝脏铁负荷的珠蛋白生成障碍性贫血患者（图 15-3）。

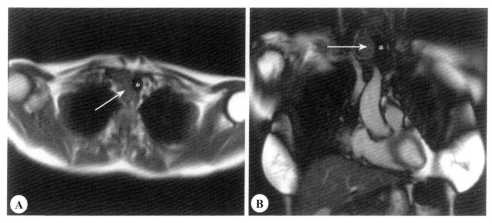

▲ 图 15-1　甲状腺肿伴气管偏移（白箭）

公开来源，引自 Rodrigues et al. Journal of Cardiovascular Magnetic Resonance (2016) 18: 26.

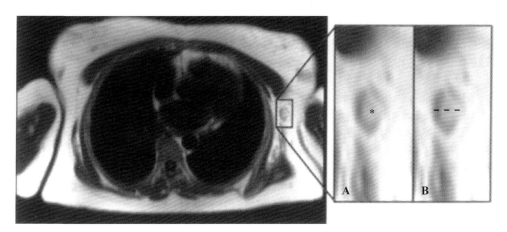

▲ 图 15-2　腋窝淋巴结的正常表现

短径＜ 10mm，一侧凹陷形成脂肪淋巴结门［公开来源，引自 Rodrigues et al. Journal of Cardiovascular Magnetic Resonance (2016) 18: 26.］

　　一种常见的表现类似于后下纵隔肿块的偶然发现是食管裂孔疝。

　　在以上这些情况下，与之前的影像学图像和诊断报告进行比较是非常重要的。

　　肺部通常在横断位扫描的低分辨率图像中显示。对肺实质的评估通常受到呼吸运动伪影、充气肺组织的低质子密度和空气 - 组织交界处磁敏感伪影的综合性限制。然而，在约 20% 的进行 CMR 检查的患者中可以发现肺部异常。在 1%～2% 人群中发现奇叶，这是一种常见的肺叶裂正常变异，由于移位的奇静脉向右肺上叶尖段内陷而成，因为奇叶没有支气管，所以不是真正的解剖副叶（图 15-4）。

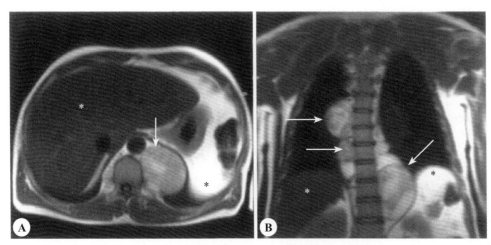

▲ 图 15-3　地中海贫血患者的髓外造血（白箭）

公开来源，引自 Rodrigues et al. Journal of Cardiovascular Magnetic Resonance (2016) 18: 26.

　　最常见的肺部异常是肺部结节或肿块：＜ 3cm 为结节，≥ 3cm 为肿块（图 15-5）。结节的大小是恶性肿瘤的主要预测因素，边缘不光滑和局部浸润也提示病灶为恶性。

　　常见的胸部发现还有胸腔积液，胸腔积液在 T1WI 上呈低信号，在 T2WI 呈高信号（含水）。

四、乳腺

　　在高达 2.5% 的 CMR 检查病例中可以偶然发现乳腺病变（图 15-6）。随着年龄的增长，乳房会被纤维脂质成分替代，这些变化可能是不对称的，持续存在的腺体组织可能表现得类似于乳腺病变。由于低分辨率的图像无法进行诊断，一旦发现乳

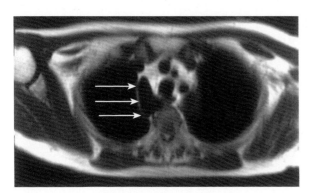

◀ 图 15-4　奇叶（白箭）

公 开 来 源， 引 自 Rodrigues et al. Journal of Cardiovascular Magnetic Resonance (2016) 18: 26.

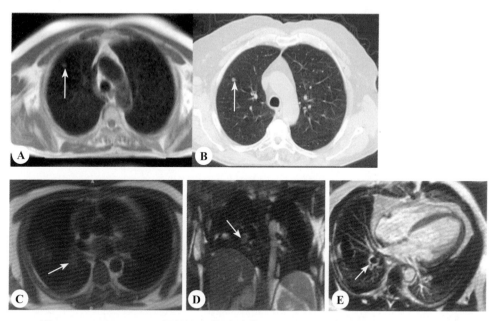

▲ 图 15-5　**A** 和 **B. CMR** 偶然发现的肺结节（**A**），经 **CT** 证实（**B**）；**C** 至 **E.** 1 例发现肺栓塞的 **CMR** 病例（白箭）

公开来源，引自 Rodrigues et al. Journal of Cardiovascular Magnetic Resonance (2016) 18: 26.

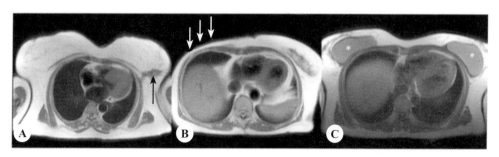

▲ 图 15-6　横断位黑血成像显示

A. 左侧乳房肿块（黑箭）；B. 右侧胸壁呈乳腺切除术后改变；C. 双侧胸壁可见乳房假体［公开来源，引自 Rodrigues et al. Journal of Cardiovascular Magnetic Resonance (2016) 18: 26.］

腺病变，应建议进一步专门的乳腺影像学检查进行再次评估。应特别注意评估病灶局部浸润的征象和淋巴结肿大，特别是既往有乳腺癌或放射治疗病史的患者。

五、肝脏、胆道和其他腹部发现

在 CMR 检查中更常见的腹部偶然发现是肾囊肿。肝囊肿也是常见的偶然发现，肝囊肿在 T2WI 信号普遍较高。主要应考虑的问题是如何判断肝脏病变是否可能为恶性病变：恶性病变（如肝转移瘤）的 T1WI 和 T2WI 信号强度是不同于肝囊肿的，通常在 T1WI 为低或等信号，在 T1WI 为等或高信号，其边缘通常是不规则的（图 15-7）。随着 T2WI 的增加（增加 TE），肝转移瘤逐渐失去高信号，而肝囊肿和血管瘤仍然是高信号。在 CMR 发现肝脏病灶后，首先应考虑进一步进行腹部超声检查。

10%～15% 的 CMR 检查患者可能发现有胆囊结石的存在，钙化性胆结石在 T1WI 图像上呈低信号，而胆固醇结石在 T1WI 上为高信号。胆囊炎以胆囊壁增厚和胆囊周围积液为特征，可能伴有胆管系统的扩张，同时增加了发生胆总管结石的可能性。然而，在 CMR 检查中偶然发现胆石症是比较少见的。

肾脏层面（正常肾脏长轴为 10～12cm）更常见的偶然发现是肾囊肿。这些病变大多是无临床意义的单个良性囊肿。然而，一定比例的肾脏囊性病变具有恶变的潜能。直径 < 3cm 的单个囊肿几乎没有恶性潜能，但具有多个间隔和结节的复杂囊肿及部分实性、部分囊性成分是恶性的高危因素。如果有以上高危因素，囊肿没有强化是一个提示非恶性的特征（图 15-8）。

正常脾脏长轴为 11～12cm。最常见的病理表现是脾大，脾脏增大与潜在的疾病相关。在负荷条件下（如运动和药物刺激），脾脏的血管会收缩（"脾脏关闭"），这一发现可以用来评估腺苷在心肌负荷灌注中对冠状动脉的刺激作用是否良好（图 15-9）。

六、骨骼与胸廓（胸骨及肋骨）

CMR 最常见的偶然发现之一是胸壁的异常。例如，可能与马方综合征相关的主动脉以外的其他结构异常（如二尖瓣脱垂）和漏斗胸（图 15-10）。

此外，在 CMR 低分辨率的图像上可以发现胸椎的病变。最常见的病变是椎体血管瘤（图 15-11），应该注意与脊柱转移瘤进行鉴别诊断（根据 T1WI 和 T2WI 图像的特征进行鉴别诊断，见表 15-2）。

七、CMR 的偶然发现要点

- CMR 检查开始时用于定位的低分辨率图像可用于显示颈部、胸部和上腹部偶然发现的病变。
- 这些偶然发现在 1/3 的行 CMR 检查的患者中被报道，在 10% 的病例中是患者的主要的发现，在高达 1% 的病例中有可能影响患者的后续治疗。
- 从临床、伦理学和医学法律的角度来看，对偶然发现的认识很重要。
- 颈部的主要偶然发现为甲状腺肿、甲状腺结节和颈部淋巴结肿大。

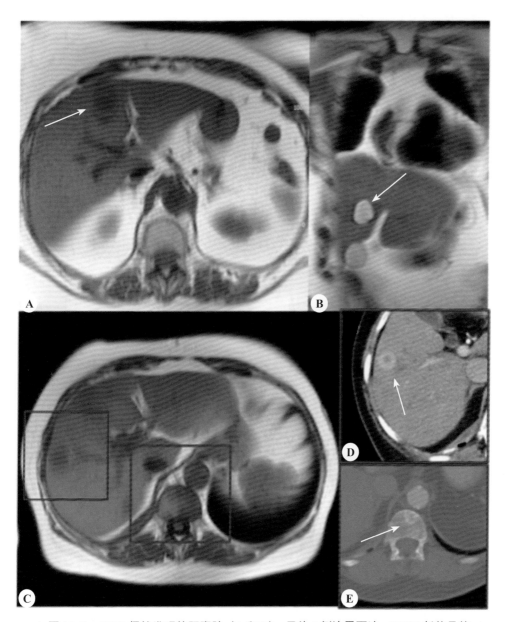

▲ 图 15-7　CMR 偶然发现的肝囊肿（A 和 B）。另外 1 例边界不清、T1WI 低信号的
肝脏囊性病变（C），CT 可以较好地将肝囊性病变定性为肝转移瘤并伴有椎体转移性
骨质破坏（D 和 E）

公开来源，引自 Rodrigues et al. Journal of Cardiovascular Magnetic Resonance（2016）18：26.

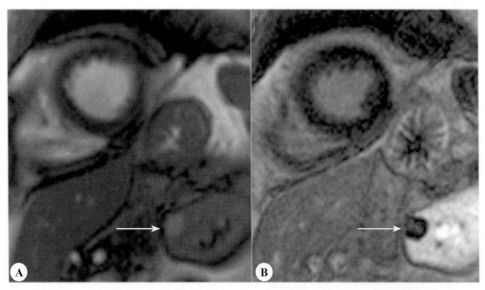

▲ 图 15-8　肾良性囊肿在电影序列呈高信号（A），增强后囊肿无对比剂摄取呈低信号（B）

公开来源，引自 Rodrigues et al. Journal of Cardiovascular Magnetic Resonance (2016) 18: 26.

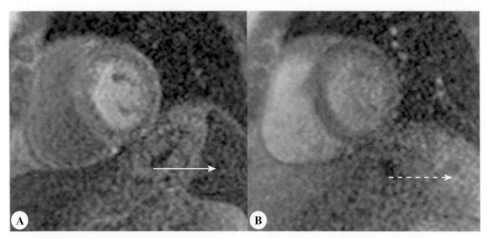

▲ 图 15-9　A. CMR 负荷灌注扫描注射腺苷后脾脏"关闭"呈低信号；B. 静息状态下，脾脏随时间逐步强化

公开来源，引自 Rodrigues et al. Journal of Cardiovascular Magnetic Resonance (2016) 18: 26.

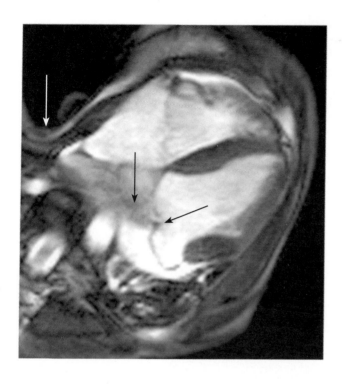

◀ 图 15-10　1 例马方综合征
患者的 **CMR** 显示的漏斗胸（白
箭）和二尖瓣脱垂（黑箭）
公开来源，引自 Rodrigues et al.
Journal of Cardiovascular Magnetic
Resonance (2016) 18: 26.

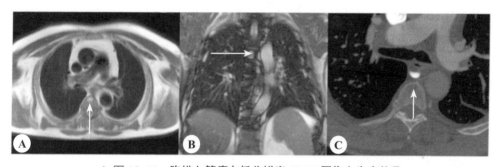

▲ 图 15-11　胸椎血管瘤在低分辨率 **CMR** 图像上为高信号

A. 横断位；B. 冠状位；C. CT 表现为典型的"波尔卡点征"，即椎体髓腔显示许多点状高密
度影，似衣服上的波尔卡圆点图案［公开来源，引自 Rodrigues et al. Journal of Cardiovascular
Magnetic Resonance (2016) 18: 26.］

表 15–2　根据磁共振序列鉴别诊断脊柱血管瘤与转移瘤（成骨或溶骨）

病　变	T1WI	T2WI
血管瘤（＝脂肪和血管）	高信号（T1WI 亮度高）	高信号
成骨性转移（＝成骨性病变）	低信号	低信号
溶骨性转移（＝伴骨再吸收的病变）	低信号	低信号

- CMR 可能发现乳腺病变，需要通过专门的乳腺影像学检查进行额外的评估，因为低分辨率的定位图像不足以准确诊断。
- 约 20% 的 CMR 检查有偶然发现的肺部异常，主要是肺部结节或肿块、淋巴结肿大和胸腔积液。
- 最常见的 CMR 检查发现的腹部异常为肾囊肿和肝囊肿。
- 最常见的 CMR 检查发现的骨骼病变是胸椎血管瘤或转移瘤（成骨性或溶骨性病变），磁共振可以根据它们在 T1WI 和 T2WI 上的信号特征对病变性质进行初步评估。

参 考 文 献

[1] Bruder O, Wagner A, Lombardi M, Schwitter J, van Rossum A, Pilz G, Nothnagelv D, Steen H, Petersen S, Nagel E, Prasad S, Schumm J, Greulich S, Cagnolo A, Monney P, Deluigi CC, Dill T, Frank H, Sabin G, Schneider S, Mahrholdt H. European Cardiovascular Magnetic Resonance (EuroCMR) registry—multi national results from 57 centers in 15 countries. J Cardiovasc Magn Reson. 2013;15:9.

[2] Dunet V, Schwitter J, Meuli R, Beigelman-Aubry C. Incidental extracardiac findings on cardiac MR: systematic review and meta-analysis. J Magn Reson Imaging. 2016;43(4):929–39.https:// doi.org/10.1002/jmri.25053.

[3] Rodrigues JC, Lyen SM, Loughborough W, Amadu AM, Baritussio A, Dastidar AG, Manghat NE, Bucciarelli-Ducci C. Extra-cardiac findings in cardiovascular magnetic resonance: what the imaging cardiologist needs to know. J Cardiovasc Magn Reson. 2016;18(1):26.

[4] Hoang JK, Langer JE, Middleton WD, Wu CC, Hammers LW, Cronan JJ, et al. Managing incidental thyroid nodules detected on imaging: white paper of the ACR Incidental Thyroid Findings Committee. J Am Coll Radiol Elsevier. 2015;12(2):143–50.

[5] Gravina M, Stoppino LP, Casavecchia G, Moffa AP, Vinci R, Brunetti ND, Di Biase M, Macarini L. Incidental extracardiac findings and their characterization on cardiac MRI. Biomed Res Int. 2017;2017:2423546. https://doi.org/10.1155/2017/2423546.

[6] Sohns JM, Menke J, Schwarz A, Bergau L, Kowallick JT, Schuster A, Konietschke F, Placzek M, Weiberg D, Nordlohne S, Schmuck S, Schulz S, Derlin T, Staab W. Incidental findings in cardiac magnetic resonance imaging: superiority of bSSFP over T1w-HASTE for extra-cardiac findings assessment. Int J Cardiovasc Imaging. 2017;33(10):1581–7. https://doi.org/10.1007/ s10554–017–1145–8.

附录部分

附录 A　湘雅医院 CMR 结构式报告模板及使用要点解读

一、湘雅医院 CMR 结构式报告模板要点解读

该结构式报告兼顾定性诊断和定量诊断，分为三个部分：检查设备及方法、检查所见（目测评估＋定量分析）和检查提示（总结和结论）。在使用本报告模板时，应掌握相关磁共振物理、设备、安全、心脏大血管解剖、心血管病理生理基础、心脏磁共振检查和后处理技术、心脏大血管疾病相关诊断和治疗知识。

（一）检查设备和方法

检查设备和方法一栏应对本次磁共振扫描采用的设备、扫描序列、心肌负荷药物及对比剂用法进行说明。

- 设备：场强 / 型号，示例：3.0T Prisma（Siemens）。
- 结构和功能：短轴和长轴电影成像。
- 组织学特征。
    - T1 mapping+T2 mapping/ T2WI。
    - 首过灌注扫描（负荷 / 静息态，负荷药物：商品名，用法；对比剂：商品名，用法）。
    - 钆延时增强扫描（瘢痕和纤维化）。

（二）检查所见（目测评估＋定量分析）

1. 结构和功能

所有病例均需要运用专业的心血管磁共振图像后处理软件（syngo.via，Medis，

CVI 42 等）进行图像后处理：①在舒张末期测量左心室室壁厚度和左心室质量：IVS、PWD 和 LV mass，②准确勾画左心室和右心室舒张末期和收缩末期的心内膜和心外膜，计算获得左心室和右心室心功能参数的绝对值和相对值：射血分数（ejection fraction，EF）、舒张末期容积（end diastolic volume，EDV）、收缩末期容积（end systolic volume，ESV）、每搏输出量（stroke volume，SV）、心输出量（cardiac output，CO）、左心室质量（LV mass），相对值由绝对值除以患者体表面积（body surface area，BSA）获得，BSA 由患者的身高、体重数据经公式运算获得 [BSA（m^2）=0.0061× 身高（cm）+0.0128× 体重（kg）–0.1529]，③在收缩末期测量左心房、右心房面积。参考文献报道的正常值范围[3, 5]进行结果解读，其中 EDV、ESV、SV、CO、LV mass 正常值范围受性别、年龄、身高、体重影响，判断是否为异常应观察使用 BSA 指数化（indexation）后的相对值，标记为 EDVI、ESVI、SVI、COI、LV massI。

（1）左心室

- 左心室体积：与相应性别、年龄段正常值比较，观察左心室舒张末期指数化的 EDV 评价左心室体积是否扩大。

- 室壁运动：观察是否存在整体运动减弱或局部室壁运动异常（regional wall motion abnormalities，RWMA），局部室壁运动异常表现类型包括运动增强、运动减弱、无运动和反向运动，描述时应注明室壁运动异常位于何处（基底段、中段、心尖段、某节段），另外还应注意观察是否存在左心室长轴功能减低、受累节段呈无运动囊袋样表现（室壁瘤形成）、运动不同步等。

- 左心室整体收缩功能：与相应性别、年龄段正常值比较，观察左心室 EF 评价左心室整体收缩功能是否减低，根据左心室 EF 减低的严重程度进行分度：轻度减低的左心室收缩功能（45%～50%），中度减低的左心室收缩功能（36%～45%），重度减低的左心室收缩功能（＜35%）。

- 左心室质量：左心室质量通过准确勾画舒张末期短轴电影图像心内膜和心外膜获得，将舒张末期左心室质量相对值与相应性别、年龄段正常值比较评价左心室质量是否扩大。

- 室壁厚度：在三腔心电影图像的舒张末期测量左心室室间隔厚度（interventricular septal thickness at diastole，IVSD）及后壁厚度（posterior wall dimensions at diastole，PWDD）（附图 A-2），舒张末期 IVSD 及 PWDD 正常值为 8～11mm，室壁厚度＞11mm 判为室壁增厚。室壁弥漫性增厚时需要在短轴电影图像选择基底段、中段、心尖段三层测量舒张末期 1～16 节段各节段的室壁厚度；室壁增厚的分析需结合舒张末期左心室质量（相对值），左心室重构时往往室壁厚度正常但左心室质量增高，而左心室肥厚（left ventricular hypertrophy, LVH）则同时存在室壁增厚和左心室质量增高；LVH 还需要进一步区分是向心性 LVH 还是离心性 LVH [6]。

- 其他形态异常：结合长轴和短轴电影图像观察是否存在左心室心肌隐窝（crypt）、憩室（diverticulum）、先天性室壁瘤、过度小梁化及心肌致密化不全（left ventricular non compaction, LVNC）等先天性异常，同时需要注意观察病变心肌是否存在附壁血栓。

(2) 右心室

- 右心室体积：与相应性别、年龄段正常值比较，观察右心室舒张末期 EDV 相对值评价右心室体积是否扩大。

- 室壁运动：右心衰竭时可见室间隔平直、左心室呈 D 形及室间隔矛盾运动等表现，致心律失常性右心室心肌病（arrhythmogenic right ventricular cardiomyopathy, ARVC）时除右心室体积扩大及功能减低外，还可见右心室壁运动异常，其中包括节段性运动减低、无运动、室壁瘤形成或右心室收缩不协调等表现 [7]。

- 右心室功能：与相应性别、年龄段正常值比较，观察右心室 EF 评价右心室整体收缩功能是否减低及严重程度。

- 厚度：正常右心室壁厚度 < 4mm。

- 其他形态学异常：致心律失常性右心室心肌病还可见包括心肌内脂肪浸润，局部室壁变薄或增厚，肌小梁肥厚、紊乱，右心室流出道扩张等形态学异常表现 [7]。

(3) 心房

在四腔心电影图像于收缩末期勾画左心房、右心房面积，获得双心房面积评价左心房和右心房是否扩大（正常：左心房面积 < 24cm^2，右心房面积 < 23cm^2）。

(4) 左心室流出道和主动脉根部

- 左心室流出道（left ventricular outer tract, LVOT）：LVOT 是否存在梗阻是区分梗阻型和非梗阻型肥厚性心肌病（hypertrophic cardiomyopathy, HCM）的主要指标，LVOT 梗阻情况及是否存在 SAM 征在三腔心电影图像观察，扫描时在三腔心电影图像发现存在 LVOT 梗阻，需要加扫专门的 LVOT 层面和主动脉瓣层面电影序列，并在主动脉瓣层面扫描 Flow 序列并利用后处理软件测算主动脉瓣水平最大流速（peak velocity）、反流分数（regurgitation fraction）等计量结果。

- 主动脉根部：观察主动脉根部是否存在扩大、是否存在主动脉瓣狭窄、二叶瓣畸形等，如果扫描时在三腔心电影图像观察到主动脉瓣反流或主动脉瓣狭窄，同样需要加扫专门的 LVOT 层面和主动脉瓣层面电影序列，在主动脉瓣层面加扫流速测量序列并利用后处理软件测算血流计量结果（同上）。测量主动脉根部需结合三腔心（3-chamber view，3CH）和 LVOT 电影图像，测量主动脉根部（aorta root，AoR）、主动脉窦（sinus valsalva，SV）、主动脉窦管结合部（sino-tubular junction，STJ）三个水平的内径，测量结果描述示例：主动脉根部（3CH×LVOT）：AoR：2.2×2.3cm，SV：3.7×3.5cm，STJ：3.4×3.5cm。

(5) 心包

- 心包增厚（≥ 3mm）。
- 心包积液和心包积液分度：①微量心包积液：舒张期心包脏、壁层间距＜ 5mm；②少量心包积液：积液量＜ 100ml，心包脏、壁层间距为 5～14mm；③中量心包积液：积液量 100～500ml，心包脏、壁层间距为 15～24mm；④大量心包积液：积液量＞500ml，心包脏、壁层间距≥ 25mm。
- 心包强化，心包钙化（常表现为无信号区）、心包增厚、心包积液及心包强化均是支持心包炎的表现，延时强化序列显示的心包强化往往与炎性活动程度相关。同时需要结合电影序列进行观察是否存在心脏舒张受限、室间隔摆动、心房和腔静脉增大等提示缩窄性心包炎的表现。

(6) 心外发现

在观察心脏的同时不能遗漏了心外病变，以免耽误患者治疗时机。CMR 上常可发现心外病变包括胸腔积液、肺结节 / 肿块、纵隔肿块 / 淋巴结肿大、肝脏病变、脾脏病变、肾囊肿、肺动脉栓塞、主动脉夹层及主动脉瘤等。

2. 组织学特征

(1) 心肌水肿 / 炎症和弥漫性纤维化

如果扫描设备安装的 T2 mapping 和 T1 mapping 序列，推荐优先采用该两个序列的组合评估是否存在心肌水肿 / 炎症[8]，如果没有 mapping 序列，可采用 T2WI 来观察是否存在心肌水肿。细胞外间质容积（extracellular matrix volume fraction，ECV）目前还处于临床研究阶段，尚不能用于临床诊断。

- T2 mapping+T1 mapping，不同的设备品牌、不同的场强、不同的 mapping 序列均会导致 T1 值和 T2 值的不同，因此，各医院应利用自身设备扫描正常人群后制订相应的 T1/T2 正常值和标准差（standard deviation，SD）。T1 和 T2 值测量的感兴趣区（region of interest，ROI）推荐采用标准化的中层间隔壁测量方法[9]（附图 A-2），结果判读如下所述。
  – 正常的 native T1 和 T2：无明显心肌弥漫性纤维化和活动性炎症。
  – 升高的 native T1（＞2SD）和正常的 native T2：符合弥漫性心肌纤维化，无明显活动性炎症。

— 升高的 native T1（>2SD）和 T2（>2SD）：符合弥漫性心肌纤维化和炎症。

— 非常高的 native T1（>5SD）和 T2（>2SD）：明显活动性心肌炎症或心肌坏死（急性期）。

— 降低的 native T1（<2SD）和 T2（<2SD）：心肌铁沉积或脂肪堆积。

- T2WI，T2WI 图像较容易受心率和呼吸的影响产生伪影，同时心腔内慢血流也会导致心内膜附件出现条带状高信号，注意不要误认为是心肌水肿。心肌水肿 T2WI 信号强度测量推荐采用短轴层面，ROI 应包括心内膜与心外膜之间所有心肌[10]，同时选取同层面骨骼肌测量信号强度，心肌与骨骼肌信号强度比值>2.0 提示心肌水肿[10]。急性心梗患者 T2WI 图像注意同时观察水肿区域是否存在低信号的心肌内出血（intramyocardial haemorrhage，IMH）。

(2) 心肌灌注

推荐使用冠脉扩张类药物（vasodilators）后进行负荷心肌灌注成像，首先应注意排查低信号是否为吉布斯效应所致黑环伪影。心肌低灌注区结果判读如下所述。

- 未见低灌注区：无心肌缺血或微血管病变。
- 中段 – 心尖段、下侧壁 – 下壁低灌注范围未超过 LGE 范围：考虑为缺血性瘢痕所致低灌注，无明显心肌缺血。
- 基底段 – 中段、前间隔壁 – 前壁节段性低灌注区：考虑为心肌缺血，位于左前降支供血区域。
- 基底段侧壁低灌注范围超过 LGE 范围：可诱发的基底段侧壁梗死灶周围缺血，提示侧支循环。
- 非节段性低灌注区：微血管病变。

(3) 心肌充血

心肌 T1WI 平扫和增强早期信号强度测量推荐采用短轴层面，ROI 应包括心内膜与心外膜之间所有心肌[10]，同时选取同层面骨骼肌测量信号强度作为参照，早期钆强化率（early gadolinium enhancement ratio，EGEr）> 4.0 或心肌早期强化绝对比率 > 45% 提示心肌充血[10]。由于 EGE 难以保证图像质量的一致性，新的专家共识建议已不将其作为常规使用技术进行推荐，建议将 T1 mapping 作为 EGE 的替代标准[8]。

(4) 心肌瘢痕

瘢痕在钆延迟增强成像（late gadolinium enhancement，LGE）序列表现为高信号，如果出现信号强度大于正常心肌信号平均值两个标准差的区域（信号强度 > 2

SD），排除假阳性后进行报告。LGE 分布特征描述为心外膜下、心肌内、心内膜下或透壁性。根据分布特征可推测导致 LGE 的原因可能为缺血性（心内膜至透壁分布，区域与冠脉节段性分布一致）或非缺血性（心肌中层或心外膜分布模式，一般不符合冠状动脉节段性分布）。心肌内强化需要区分是斑片状强化还是条纹状强化，淀粉样变性导致弥漫性分布 LGE，增强后血池与心肌缺乏对比。缺血性 LGE 应描述其发生的部位、节段和透壁程度。LGE 透壁程度可分为 0%、≤ 25%、26%～50%、51%～75%，76%～100%。根据透壁程度可推测心肌活性如下所述。

- 残留心肌存在活性（透壁程度 ≤ 25%）。
- 残留心肌很可能存在活性（透壁程度 26%～50%）。
- 残留心肌存在活性可能性较小（透壁程度 51%～75%）。
- 残留心肌无活性（透壁程度 > 75%）。

在 LGE 区域还需要注意观察是否合并血栓和室壁瘤形成，应描述血栓的部位和节段、大小，室壁瘤应测量瘤颈和瘤体大小，鉴别真性室壁瘤和假性室壁瘤；急性心梗患者还需要注意观察 LGE 是否合并微血管阻塞（microvascular obstruction，MVO），应描述 MVO 发生的部位和节段。

3 检查提示（总结和结论）

心脏磁共振报告的总结和结论应综合形态、功能和组织学特征结果进行综合分析而得出。建议提供给申请医生结论性意见，结合临床申请单回答此次检查临床重点关注的问题，除给出本次发现的阳性结论外，重要的阴性结果也应列出。例如，无特异性心肌病或心肌梗死，心肌无活动性炎症及弥漫性纤维化，以便于临床医生基于心脏磁共振的发现制订治疗方案。必要时在结论部分应给出后续的处理建议，同时应根据不同病情给出随访建议。例如，建议 3 个月后非增强 CMR 复查、建议直系亲属 CMR 筛查及年度 CMR 复查等。

二、应用 CMR 结构式报告的注意事项

患者存在影响扫描流程的特殊情况应在报告中予以说明，比如患者存在幽闭恐惧症，无法配合完成增强扫描，患者存在重症肌无力或严重的慢性阻塞性肺疾病不能使用冠脉扩张类药物等。心脏磁共振扫描质量直接影响诊断：患者存在房颤、频发室性早搏等心律失常会导致心室功能测量结果偏离实际情况；患者闭气不佳容易导致呼吸运动伪影明显干扰 T2WI 水肿情况和 LGE 图像观察；室壁太薄导致容积和

室壁厚度、左心室质量测量不准确；LGE 序列扫描时 TI 时间设置不当容易导致正常心肌信号未能抑制彻底、LGE 显示不清；以上因素均可能导致假阳性或假阴性结果，分析的时候一定要结合扫描时具体情况进行分析，避免漏诊或误诊。

参 考 文 献

[1] 胡盛寿, 高润霖, 刘力生, 等 .《中国心血管病报告 2018》概要 [J]. 中国循环杂志, 2019, 34(3): 209–220.

[2] 国际心血管磁共振学会中国区委员会, 中国医疗保健国际交流促进会心血管磁共振分会 . 心血管磁共振成像技术检查规范中国专家共识 [J]. 中国医学影像技术, 2019, 35(2): 161–169.

[3] Schulzmenger J, Bluemke D A, Bremerich J, et al. Standardized image interpretation and post processing in cardiovascular magnetic resonance: Society for Cardiovascular Magnetic Resonance (SCMR) Board of Trustees Task Force on Standardized Post Processing[J]. Journal of Cardiovascular Magnetic Resonance, 2013, 15(1): 35.

[4] Gregory H W, David B, Bogaert J G, et al. Society for Cardiovascular Magnetic Resonance guidelines for reporting cardiovascular magnetic resonance examinations[J]. Journal of Cardiovascular Magnetic Resonance, 2009, 11(1): 5.

[5] Hudsmith L E, Petersen S E, Francis J M, et al. Normal human left and right ventricular and left atrial dimensions using steady state free precession magnetic resonance imaging[J]. J Cardiovasc Magn Reson, 2005, 7(5): 775–782.

[6] Dorn G W. The fuzzy logic of physiological cardiac hypertrophy[J]. Hypertension, 2007, 49(5): 962–970.

[7] Marcus F I, Mckenna W J, Sherrill D, et al. Diagnosis of Arrhythmogenic Right Ventricular Cardiomyopathy/Dysplasia[J]. Circulation, 2010, 121(13): 1533–1541.

[8] Ferreira V M, Schulz-Menger J, Holmvang G, et al. Cardiovascular Magnetic Resonance in Nonischemic Myocardial Inflammation: Expert Recommendations[J]. Journal of the American College of Cardiology, 2018, 72(24): 3158–3176.

[9] Toby R, Darius D, Islam M, et al. Standardization of T1 measurements with MOLLI in differentiation between health and disease – the ConSept study[J]. Journal of Cardiovascular Magnetic Resonance, 2013, 15(1): 78.

[10] Friedrich M G, Udo S, Jeanette S M, et al. Cardiovascular magnetic resonance in myocarditis: A JACC White Paper[J]. Journal of the American College of Cardiology, 2009, 53(17): 1475–1487.

附录 B　湘雅医院 CMR 结构式报告正常模板和典型病例报告示例

我们在本书附录 B 中分享了湘雅医院心脏磁共振规范化结构式报告的正常模板（附图 B-1）和典型病例报告示例（附图 B-2 至附图 B-7），供读者们参考，不足之处，敬请业内同行不吝斧正。

中南大学湘雅医院

磁 共 振 诊 断 报 告 单

姓名：***　　　性别：*　　　出生日期：*年*月*日　　　年龄：*岁

申请科室：24 病区（心血管内科）　　　患者 ID 号：*　　　检查号：*

检查项目：磁共振心脏平扫增强＋电影成像＋灌注成像

临床诊断：胸痛查因

检查方法

设备：3.0T Prisma（SIEMENS）短轴和长轴电影成像（功能和结构），T1 mapping，T2 mapping，首过灌注扫描（对比剂：**，0.2mmol/kg），钆延时增强扫描（瘢痕和纤维化）。

检查所见

（一）电影序列

左心室无明显扩大：左心室壁无明显增厚，未见明显节段性变薄区：未见明显室壁运动异常，未见明显节段性室壁增厚率下降，左心室流出道未见明显受阻表现；右心室无明显扩大，右心室壁无明显增厚，右心室壁未见明显局限性运动异常：双侧心房无明显扩大。

（二）灌注成像

首过期灌注显示心肌未见明显低灌注区。

（三）心肌组织特性

TI 值及 T2 值正常范围；延时增强显示诸节段心肌未见明显异常强化灶。

（四）瓣膜和心包

主动脉瓣、二尖瓣、三尖瓣未见明显反流；未见明显心包积液和心包强化。

心房

LA：22cm^2，RA：19cm^2

室壁厚度和左心室质量

IVSD：8mm，LVPWD：4mm，LV massI：60g/m^2

左心室体积和功能

LVEDVI：97ml/m^2，LVESVI：43ml/m^2，LVEF：56%

右心室体积和功能

RVEDVI：83ml/m^2，RVESVI：31ml/m^2，RVEF：63%

检查提示

双心房无明显增大，左心室、右心室体积及整体收缩功能正常，未见明显室壁运动异常，未见明显心肌弥漫性纤维化及心肌炎症，未见心肌梗死和特异性心肌病表现，请结合临床及追踪复查。

报告医师：**　　　审核医师：**　　　发布医师：**

报告日期：

*此报告仅供临床参考，未经发布医师（电子）签章视为无效

▲ 附图 B-1　湘雅医院心脏磁共振结构式报告模板（正常）

检查所见

（一）电影序列

左心房临界高值，右心房稍增大；未见明显心室腔扩大；左心室壁及室间隔、右心室壁无明显增厚，未见明显节段性变薄区；未见明显室壁运动异常和室壁增厚率下降，左心室流出道未见受阻表现。

（二）灌注成像

静息态首过期灌注显示心肌未见明显低灌注区。

（三）心肌组织特性

T1 值明显增高，T2 值明显增高：提示心肌存在水肿和活动性炎症；T2WI 可见心肌信号不均匀增高，提示心肌水肿；延时增强显示左心室基底段、中间段前壁 – 下侧壁心外膜下条状强化灶，透壁程度最大约 25%。

（四）瓣膜和心包

心包增厚并强化，较厚处约 4mm；心包积液，较厚处约 9mm；双侧胸腔积液，左下肺邻近肺组织膨胀不全，双下肺于定位像见条片状高信号灶。

心房

LA：24cm^2，RA：26cm^2

室壁厚度和左心室质量

IVSD：7mm，LVPWD：4mm，LV massI：40g/m^2

左心室体积和功能

LVEDVI：86ml/m^2，LVESVI：32ml/m^2，LVEF：63%

右心室体积和功能

RVEDVI：80ml/m^2，RVESVI：31ml/m^2，RVEF：61%

检查提示

1. 左心房临界高值，右心房稍增大；左心室、右心室体积及整体收缩功能正常（LVEF：63%、RVEF；61%）；左心室壁无增厚，左心室心肌质量正常范围内；左心室游离壁心外膜下条状强化灶，左心室心肌水肿，心包增厚、强化及心包少量积液；由于以上改变：考虑心肌 – 心包炎（急性期）可能性大，请结合临床及建议追踪复查。

2. 未见陈旧性心梗表现，未见储积性病变表现，未见 ARVC 表现。

3. 双肺病变，双侧胸腔积液并左下肺邻近肺组织膨胀不全，建议完善肺部 CT。

▲ 附图 B-2　湘雅医院心脏磁共振结构式报告示例：心肌 – 心包炎

检查所见

（一）电影序列

未见明显房室增大。左心室间隔壁及前壁明显增厚，运动稍减低，未见明显节段性变薄区，左心室基底段前侧壁－下壁心肌多发憩室影，未见明显节段性室壁增厚率下降，左心室流出道流速明显增加，可见 SAM 征；右心室壁中间段－心尖段不均匀增厚，较厚处约10mm，心尖部室腔闭塞。左心室及右心室流出道变窄，以左心室流出道狭窄为甚。

（二）灌注成像

静息态首过期灌注显示肥厚心肌灌注不均。

（三）心肌组织特性

T1 值明显增高，提示心肌明显弥漫性纤维化，T2 值正常范围内，提示心肌无明显活动性炎症；延时增强显示肥厚心肌内可见多发斑片状强化灶，透壁程度为 50%～75%。

（四）瓣膜和心包

主动脉瓣区峰值流量:339ml/s，峰值流速:191cm/s，反流分数:16.3%，压力梯度（4Vmax2）:14.6mmHg；肺动脉瓣区峰值流量：174ml/s，峰值流速：176cm/s，反流分数：0.6%，压力梯度（4Vmax2）：8.6mmHg；心包微量积液；肺动脉干增粗，内径约34mm。

心房

LA：20cm^2，RA：18cm^2

左心室壁厚度

基底段水平

前壁：12mm，前间隔壁：28mm，下间隔壁：19mm，下壁：5mm，下侧壁：4mm，前侧壁：12mm

中间段水平

前壁：7mm，前间隔壁：24mm，下间隔壁：19mm，下壁：6mm，下侧壁：6mm，前侧壁：8mm

心尖段水平

前壁：8mm，间隔壁：16mm，下壁：8mm，侧壁：10mm

左心室质量

LV massI：91g/m^2

左心室体积和功能

LVEDVI：62ml/m^2，LVESVI：20ml/m^2，LVEF：68%

右心室体积和功能

RVEDVI：47ml/m^2，RVESVI：20ml/m^2，RVEF：58%

检查提示

1. 左心室心肌不对称性肥厚，左心室基底段前侧壁－下壁心肌多发憩室，右心室心肌增厚，左心室及右心室整体收缩功能正常（LVEF：68%，RVEF：58%），左心室及右心室流出道狭窄；左心室心肌弥漫性纤维化，左心室心肌无明显活动性炎症；肥厚心肌内较多非缺血性瘢痕形成；由于以上改变：考虑为非对称性肥厚型心肌病（梗阻型），建议定期心脏磁共振复查及直系亲属心脏筛查，必要时基因检测。

2. 心包微量积液，肺动脉高压表现例

▲ 附图 B-3　湘雅医院心脏磁共振结构式报告示例：肥厚型心肌病

检查所见

（一）电影序列
全心扩大，左心室中间段－心尖段前壁、下壁及间隔壁节段性变薄，左心室壁弥漫性运动减弱；左心室流出道未见明显受阻表现。

（二）灌注成像
静息态首过期灌注显示左心室心肌中间段前间隔壁、心尖段间隔壁心内膜下可见条状灌注减低区。

（三）心肌组织特性
T1 值增高：提示心肌弥漫性纤维化；T2 值正常范围内，提示心肌无明显活动性炎症；延时增强显示左心室中间段前间隔壁、下间隔壁、下壁及心尖段前壁、间隔壁、下壁心内膜下可见条状强化灶，透壁程度为 50%～75%，相应区域中间段前间隔壁、心尖段间隔壁心内膜表面可见无强化低信号病灶，范围长约 55mm，最大截面大小约 23mm×9mm；基底段－中间段间隔壁及侧壁心肌内可见斑点状强化灶。

（四）瓣膜和心包
可见二尖瓣、三尖瓣反流，三尖瓣环扩大；可见心包积液，最厚处约 24mm；心包增厚、强化，最厚约 7mm；双侧胸腔少量积液。

心房
LA：36cm^2，RA：35cm^2
室壁厚度和左心室质量
IVSD：6mm，LVPWD：4mm，LV massI：87g/m^2
左心室体积和功能
LVEDVI：310ml/m^2，LVESVI：286ml/m^2，LVEF：8%
右心室体积和功能
RVEDVI：191ml/m^2，RVESVI：168ml/m^2，RVEF：12%

检查提示
1. 全心扩大，双室整体收缩功能重度减低（LVEF：8%、RVEF：12%），左心室壁节段性变薄，左心室心肌质量正常范围内；左心室心肌弥漫性纤维化，左心室心肌无明显活动性炎症，左心室心肌多发缺血性瘢痕形成（主要位于 LAD 及 RCA 区域，残留心肌存在活性可能性较小）；由于以上改变：考虑缺血性心脏病合并全心重构可能性大，中间段－心尖段左心室间隔壁心内膜下血栓形成，请结合冠脉相关检查及追踪复查。
2. 二尖瓣反流，三尖瓣环扩大，三尖瓣反流。
3. 心包中量积液，心包增厚、强化：提示心包炎。
4. 双侧胸腔少量积液。

▲ 附图 B-4　湘雅医院心脏磁共振结构式报告示例：缺血性心脏病

检查所见

（一）电影序列

右心房、左心房及左心室增大，其中左心房明显增大并向后推移挤压邻近食管及左肺，右心室未见明显扩大；左心室壁及室间隔、右心室壁无明显增厚；左心室中间段 – 心尖段非致密心肌增多，见粗大肌小梁及深陷小梁陷窝，在短轴位心肌最厚处非致密心肌与致密性心肌比值（NC/C）为 4.0～7.0；未见明显节段性室壁运动异常，左心室流出道未见明显受阻表现。

（二）灌注成像

静息态首过期灌注显示心肌未见明显低灌注区。

（三）心肌组织特性

T1 值增高：提示心肌弥漫性纤维化表现；T2 值正常，提示心肌无明显活动性炎症；延时增强显示左心室基底段前壁 – 间隔壁及侧壁心肌内见少量条状及斑片状强化灶。

（四）瓣膜和心包

心包稍增厚（3mm）并可见强化；心包少量积液，较深厚处约 12mm。

心房
LA：50cm^2，RA：29cm^2
室壁厚度和左心室质量
IVSD：8mm，LVPWD：6mm，LV massI：44g/m^2
左心室体积和功能
LVEDVI：117ml/m^2，LVESVI：70ml/m^2，LVEF：40%
右心室体积和功能
RVEDVI：95ml/m^2，RVESVI：46ml/m^2，RVEF：50%

检查提示

1. 左心房明显增大，右心房、左心室增大，左心室整体收缩功能中度减低（LVEF：40%），右心室体积及整体收缩功能正常（RVEF：50%）；左心室中间段 – 心尖段致密心肌变薄，NC/C 值明显增大，左心室心肌质量正常范围内；左心室心肌弥漫性纤维化，未见明显活动性炎症，左心室心肌少许非缺血性瘢痕形成；由于以上改变：考虑左心室心肌致密化不全（LVNC）可能性大，继发非缺血性扩张型心肌病，请结合临床及追踪复查，必要时基因检测。

2. 心包稍增厚并强化，心包少量积液：提示心包炎。

3. 所示左心房内未见明确血栓形成。

▲ 附图 B-5　湘雅医院心脏磁共振结构式报告示例：非缺血性扩张型心肌病（继发于 LVNC）

检查所见

（一）电影序列

右心房及右心室增大，右心室壁节段性运动减低、收缩不协调，局部可见反向运动；未见明显右心室壁脂肪替代表现，右心室心尖段肌小梁增粗、紊乱，右心室流出道增宽，较宽处约 52mm，室间隔向左心室突出；左心房及左心室未见明显扩大；左心室壁及室间隔无明显增厚；左心室心肌未见明显节段性室壁运动异常和室壁增厚率下降，左心室流出道未见明显受阻表现。

（二）灌注成像

静息态首过灌注显示心肌未见明显低灌注区。

（三）心肌组织特性

T1 值轻度升高，提示心肌轻度弥漫性纤维化，T2 值正常范围内，提示心肌无明显炎症；延时增强显示左心室壁及右心室壁未见明显强化灶。

（四）瓣膜和心包

三尖瓣明显反流；心包增厚（3mm）并强化，心包可见积液，最厚约 12mm；右侧胸腔少量积液。

心房

LA：21cm^2，RA：38cm^2

室壁厚度左心室质量

IVSD：6mm，LVPWD：5mm，LV massI：45g/m^2

左心室体积和功能

LVEDVI：76ml/m^2，LVESVI：49ml/m^2，LVEF：36%

右心室体积和功能

RVEDVI：193ml/m^2，RVESVI：139ml/m^2，RVEF：28%

检查提示

1. 右心房增大，右心室明显增大，右心室壁运动异常，右心室整体收缩功能减低（RVEF：28%），原因待查：考虑致心律失常性右心室心肌病（ARVC）可能性大，请结合临床及必要时基因检测。

2. 左心房及左心室无明显扩大；左心室整体收缩功能中度减低（LVEF：36%）；左心室心肌无明显增厚，左心室心肌质量正常范围内；左心室心肌轻度弥漫性纤维化表现，无明显活动性炎症，无明显非缺血性瘢痕形成。

3. 心包少量积液，心包增厚并强化：提示心包炎。

4. 右侧胸腔少量积液。

▲ 附图 B-6　湘雅医院心脏磁共振结构式报告示例：**ARVC**

检查所见

（一）电影序列

未见明显房室腔扩大；左心室壁及室间隔、右心室壁无明显增厚，未见明显节段性变薄区；未见明显节段性室壁运动异常和室壁增厚率下降，左心室流出道未见受阻表现。

（二）灌注成像

静息态首过灌注显示心肌未见明显低灌注区；右心室肌小梁表面见条状和结节状低信号灶［SE/IM：92/（7～9）］，结节直径约 7mm。

（三）心肌组织特性

左心室心肌 T1 值正常范围内；T2 值正常范围内；延时增强显示心肌未见明显异常强化灶。

（四）瓣膜和心包

未见心包积液。

（五）心脏占位

右心室腔内可见一稍长 T1、长 T2 信号结节灶，DWI 呈高信号，ADC 图为高值，大小约 20mm×17mm，边界清晰，结节外缘与右心室游离壁分界不清，病灶柔软，可见随心脏收缩舒张运动形态改变，灌注时内见对比剂逐渐进入，早期增强病灶呈高低不等信号，可见对比剂充盈部分区域，延时增强病灶边缘呈低信号，中心信号类似血池。

心房
LA：18cm^2，RA：17cm^2
室壁厚度和左心室质量
IVSD：7mm，LVPWD：4mm，LV massI：43g/m^2
左心室体积和功能
LVEDVI：86ml/m^2，LVESVI：32ml/m^2，LVEF：63%
右心室体积和功能
RVEDVI：83ml/m^2，RVESVI：34ml/m^2，RVEF：59%

检查提示

1. 右心室心腔内结节：黏液瘤可能性大，右心室肌小梁表面血栓形成，应警惕继发心源性神经系统并发症的可能，请结合颅脑 MRI+DWI。
2. 左心室、右心室体积及整体收缩功能正常（LVEF：63%，RVEF：59%），左心室壁无增厚，左心室心肌质量正常范围内；左心室心肌无弥漫性纤维化及炎症，未见陈旧性心梗表现，未见储积性病变表现，未见非缺血性瘢痕形成。

▲ 附图 B-7　湘雅医院心脏磁共振结构式报告示例：心脏肿瘤

译 后 记

心脏磁共振（CMR）专业性强，对扫描技术、图像后处理及诊断的要求高，因此在国内的发展相对滞后，尤其在诊断方面存在较多不合理、不规范的现象。CMR报告往往只重视定性诊断而忽略了定量诊断，导致诊断不全面，未能充分实现CMR的诊断价值。本书译者周晖副教授曾在德国法兰克福大学医院访学一年，跟随国际著名的心血管影像专家Eike NagelEike Nagel和Valentina Puntmann教授（两位均为心内科医生）接受了系统且规范的心脏磁共振临床和科研培训，回国后在科室的大力支持下，将欧洲CMR的模式在湘雅医院成功进行临床转化，每年进行CMR扫描 – 图像后处理 – 报告的"一体化"诊断模式的有数百人。周晖副教授结合在德国的临床进修经验和归国后在湘雅医院临床转化经验，基于国际心血管磁共振协会（SCMR）指南构建了规范化的CMR结构式报告，综合CMR定量结果和心肌组织学特征、临床资料进行全面的分析，明确了众多心血管疑难病患者的诊断，效果十分显著。

中南大学湘雅医院　　周　晖　廖伟华　柏勇平

相 关 图 书 推 荐

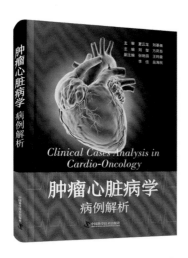

主审　夏云龙　刘基巍
主编　刘　莹　方凤奇
定价　168.00 元

　　本书由 30 余位肿瘤学、血液病学及心脏病学专家共同编写而成，是一部实用的新兴交叉学科著作。编者立足肿瘤心脏病学，着眼于肿瘤合并心血管疾病、肿瘤治疗相关心血管损伤、肿瘤累及心血管系统等不同维度，精选了大量真实临床病例，尤其是临床转归不理想的病例，对其进行深入剖析。所选病例覆盖面广，除包含肿瘤患者常见的冠心病、心肌损伤、心力衰竭、心律失常、心脏瓣膜病等心血管疾病外，还囊括了近年来备受关注的免疫性心血管损伤。编者针对各个病例的个体化精细诊治过程，充分展现了多学科交叉协作、紧密配合的必要性及优势。本书汇集了丰富的一线临床实践经验，指导性和实用性强，可作为临床医生处置肿瘤患者心血管疾病的案头参考书。

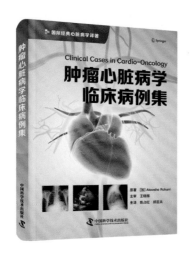

原著　[加] Atooshe Rohani
主审　王晓稼
主译　陈占红　郑亚兵
定价　108.00 元

　　本书引进自 Springer 出版社，是 *Clinical Cases in Cardiology* 系列丛书之一，共纳入肿瘤心脏病学相关病例 24 例，较为全面地介绍了近年来颇受临床关注的肿瘤患者在接受肿瘤疾病治疗过程中诱发心脏病的机制、临床表现、治疗策略及经验荟萃。全书病例资料均基于临床真实病例，辅以图表，简明易读，可为内科医师、心脏病学医师及肿瘤病学医师精确定义疾病诊断和明确处置标准提供实用性临床指导，有利于临床决策能力的进一步提升。

出版社官方微店